Heinar Kipphardt

Leben des schizophrenen Dichters Alexander M.

Ein Film

Verlag Klaus Wagenbach
Berlin

Für den Film empfing ich Anregungen aus den Veröffentlichungen psychopathologischer Texte des Psychiaters Leo Navratil. Besonders beeindruckt haben mich die von ihm publizierten Gedichte des kranken Dichters Herbrich (Pseudonym). Einige der von Navratil veröffentlichten Patiententexte wurden für die Zwecke des Films, und meist sehr frei, benutzt.
Unter den anderen wissenschaftlichen Arbeiten, denen ich Dank schulde, möchte ich die Arbeiten der Psychiater Laing und Basaglia und des Soziologen Goffmann hervorheben.

Heinar Kipphardt

Angaben zum Film

Regie: *Voitek Jasny*
Kamera: *Igor Luther*
In der Titelrolle: *Ernst Jacobi*

Quartheft 78

5.–7. Tausend 1977

Satz und Druck Poeschel & Schulz-Schomburgk, Eschwege

ISBN 3 8031 0078 x

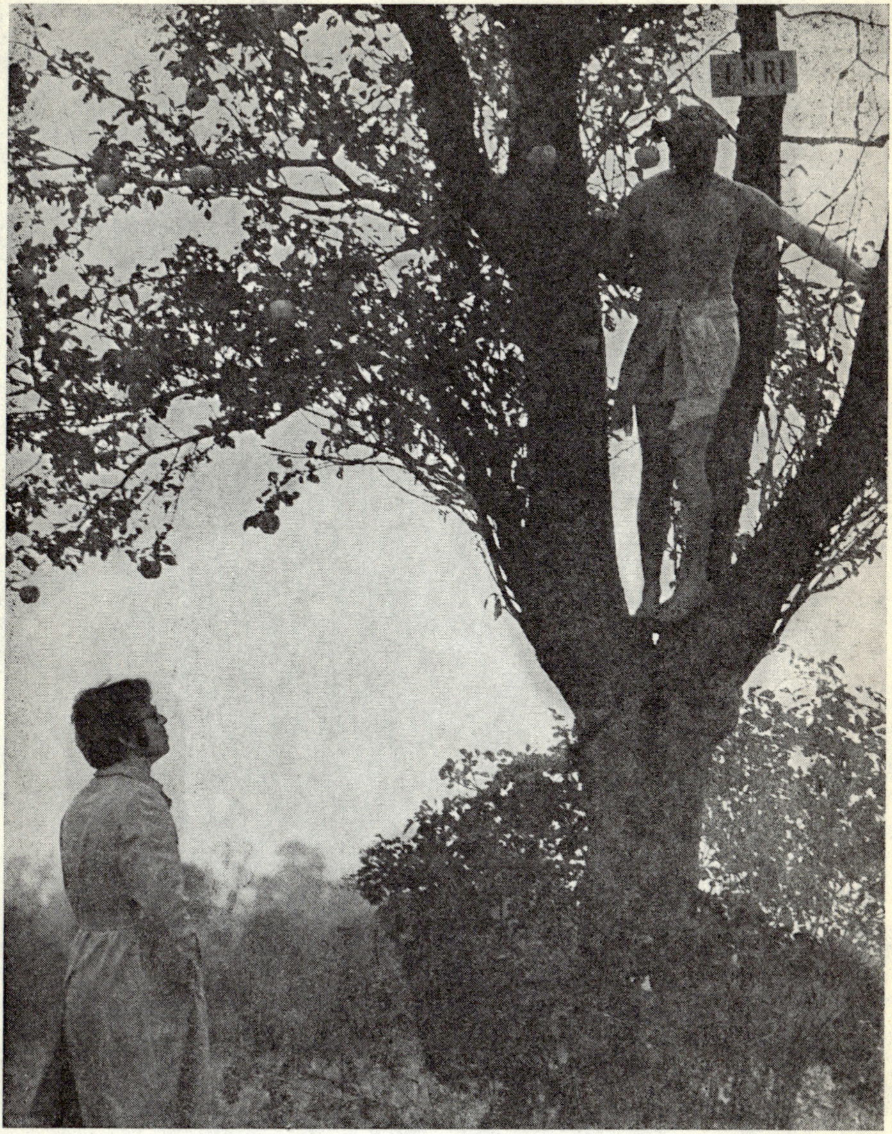
INRI

1. Straße / Landschaft

An einem klaren Herbstmorgen fährt der junge Psychiater Kofler, Assistenzarzt in der Landesklinik Lohberg, in einem alten Volkswagen zur Arbeit. Er biegt in einen asphaltierten Weg, der durch eine ruhige bäuerliche Landschaft führt. In ihr liegt die Klinik, Klinkerbauten im Pavillonstil.

Der Klinik schon nahe, sperrt ein Schild den Weg. Kofler fährt den Wagen an die Seite, betrachtet das rotumrandete Stopschild, in dessen Mitte jemand mit Fettstift geschrieben hat »Ecce homo«. Dazu ein schräg nach oben weisender Pfeil.

Kofler sieht sich etwas irritiert in der Nähe von großen Apfelbäumen um. Als er schon gehen will, ist ihm als huste jemand oder ächze. Er bemerkt einen Mann, gekreuzigt im Apfelbaum. Der Mann ist nackt, die Seite wie blutbeschmiert, die Füße wie durchbohrt, auf dem Kopfe allerdings einen goldenen Lorbeerkranz. Kofler, tief erschrocken, erkennt den Mann. Es ist sein Patient Alexander März.

Nach einer Pause zündet sich der Gekreuzigte eine Zigarette an. Er macht einige Züge, dann springt er, die Zigarette im Mund, auf die Wiese. Eine große Ladung reifer Äpfel folgt ihm. Kofler will dem Kranken helfen. Der wischt sich mit einem Büschel Gras die rote Farbe von der Bauchseite und den Füßen, dann nimmt er sein verstecktes Kleiderbündel und zieht sich an.

KOFLER: Ich staune, Herr März.

ALEXANDER: Die psychiatrische Wissenschaft erstaunt zu sehen, das ist ein schönes Gefühl.

KOFLER: Wieso eigentlich Christus?

ALEXANDER: Christus wäre recht. Ich, wäre ich Christus, wäre recht.

KOFLER: Was interessiert Sie an Christus?

ALEXANDER: Daß er wie ich von seinesgleichen ermordet wurde.

KOFLER: Sie? Warum?

ALEXANDER: Ich bin nichts wert. Ich kann mich nicht einordnen.

KOFLER: Wollen Sie sich denn einordnen?

ALEXANDER: Wenn ich es könnte, möchte ich gern wollen.

2. Klinikgelände

Sie fahren durch das weitläufige Gelände der Landesklinik.

ALEXANDER: Sie baten mich gestern um ein Gedicht.

KOFLER: Worüber?

ALEXANDER: Die Zigarette.

KOFLER: Würden Sie mir das vorlesen?

ALEXANDER: Die Zigarette
Es war ein Junge wo auf der
Straße anderer Junge war
Er zündete sich eine Ziegarette
an, das Feuer fing,
der Holunder brannte ab
mit ihm.

KOFLER: Wie schreiben Sie Zigarette?

ALEXANDER: Mit ie.

KOFLER: Warum?

ALEXANDER: Das ist komischer.

Der Park, die Wege, die alten und neuen Krankenbauten sehen aus, als befänden sie sich im Dauerzustand des Großreinemachens. Sehr leer. Wenige Patienten, die Wege harken, Wiesen nach Papier absuchen.

Die Landesklinik ist ein Krankenunternehmen, das sich weitgehend selbst versorgt. Neben der Wäscherei, Bäckerei, Großküche, verfügt es über eine Gärtnerei, eine Baumschule und eine ausgedehnte Landwirtschaft mit Kuhstall, Molkerei, Hühnermast, Entenmast und Karpfenteichen.

KOFLER *off*: Alexander März ist seit nunmehr elf Jahren hier in Lohberg. Zum ersten Mal eingewiesen wurde er vor 15 Jahren. Damals war Alexander im Damenklosett des Innenministeriums schlafend angetroffen worden. Er sagte, er sei gekommen, seinen Namen zu ändern, sein Vorleben auszulöschen und ein neues Leben zu eröffnen, da ihm das alte mißfalle. Durch fremde Beeinflussung, Mikroimpulse, müsse er dauernd tun, was er nicht wünsche. Z. B. links abbiegen oder seinen Vater anspucken.

Er hatte dem Erzbischof von München-Freising einen Brief geschrieben, der lautete:

ALEXANDERS STIMME: »Lieber Kirchenfürst! Wer war Christus? Ein nachdenklicher Mensch, der die arbeitenden Klassen aufklären und retten wollte. Leider glaubte auch er an den Himmel. Somit verunglimpfte er zum Religionsstifter und Tröster. Herzlich, Dein Bruder Alexander, gefirmt von Initzer, getauft von Piffel.«

KOFLERS STIMME: Die Diagnose lautete paranoide Schizophrenie. Alexander wurde mit 30 Cardiazolschocks behandelt.

3. Behandlungszimmer

Die therapeutische Maßnahme des Cardiazolschocks wird vorgeführt.
Alexander liegt angeschnallt auf einer Liege. Auf jeder Seite ein Pfleger. Einer schiebt dem Patienten Mull unter das Gesäß, weil er unter sich lassen wird, einer hält ihm einen Gummikeil in den Mund, um zu vermeiden, daß er sich im Anfall auf die Zunge beißt. Ein Arzt, von einer Schwester begleitet, injiziert intravenös Cardiazol. Die Pfleger lösen die Riemen und halten den Kranken. Auf dessen Gesicht, das große Angstzustände verrät, treten Schweißperlen, etwa fünf Sekunden lang ist der Kranke von Vernichtungs- und Todesangst beherrscht. Alexander sagt:
Das Rot, das Rot, das Licht. Ich schmecke Gänseklein.
Er schreit und fällt in die klonischen Initialzuckungen des epileptischen Krampfes, der in tonische Krämpfe übergeht und schließlich in einen schnarchenden Tiefschlaf.
KOFLER *off:* Alexander wurde mit 30 Cardiazolschocks behandelt, die eine psychische Restitution jedoch nicht bewirkten.
Die Krankengeschichte vermerkt eine Äußerung Alexanders, die Psychiatrie sei »die Heilige Inquisition der seelischen Gesundheit.«

4. Stationsflur

Kofler und Alexander gehen den Flur der Abteilung V entlang. Wenige herumstehende Patienten, in sich gekehrt, meist teilnahmslos, einer sitzt auf dem Boden, den Rücken an der Wand, schreibt auf den Boden, wischt das Geschriebene pedantisch mit einem Lappen aus. Ein anderer begrüßt Kofler überschwenglich. Vom Flur kann man durch große Beobachtungsfenster in Krankenzimmer sehen. Ein Aufenthaltsraum, eine Aussackung des Flurs, ist mit Betten belegt, ein anderer, mit kleinen Tischen, künstlichen Blumen und Fernseher, ist leer. An den Wänden des Flurs moderne Farblithos und moderne Grafik, das Interessenfeld des Direktors.

ALEXANDER *off:* Mein Leben.

Bin geboren am 20. April 1936 (Geburtstag auch von Hitler, Adolf). In der Schule habe ich gelernt Lesen und Schreiben. Vier Jahre Volksschule, fünf Jahre Mittelschule, ein Jahr Handelsschule weniger zwei Monate (undisponiert, Operation). Dann lernte ich nicht die Banklehre und leider nicht das Tischlergewerbe, aber die Pelztierzucht 5 1/2 Monate (Waschbären) und den Gartenbau. (Lehrbrief bei meinen Sachen.)

Wenn ich jemanden hätte, der mir gut ist und mir auch hilft, daß ich gesunde, so möchte ich gerne in meiner Lieblingsbeschäftigung arbeiten, Tischlerei, Malen und Bootfahren, sodaß ich mein Essen selbst verdiene. Seit ich auf Abteilung V bin, war ich mit Gartenarbeiten beschäftigt. Bohnen und Kartoffeln. Hochachtungsvoll Alexander.

In einem Quergang begegnen Kofler und Alexander dem Direktor, der eine kleine Gesundheitsdelegation aus Malawi durch die Klinik führt. Auf einen Farbdruck weisend, erklärt der Direktor:

Bemerkenswert, daß von gespannt-aggressiven Bleulerschen Psychosen gerade Miro als angenehm und heiter empfunden wird, besonders seine Schlittschuhläufer.

Ein Patient sagt zum Direktor: Bitte entlassen zu werden.

DIREKTOR: Bald, Herr Schuster.

PATIENT: Jawohl.

DIREKTOR: Miro, Feininger und Hundertwasser.

5. Treppe und Kellerräume

Alexander folgt Kofler eine Treppe hinunter in den Keller, der für die Arbeitstherapie eingerichtet ist. Einige große Säle. In einem werden Hummelfiguren quasi industriell bemalt und gebrannt, in einem anderen werden Plastiktüten bedruckt und gefalzt, in einem dritten sitzen Patienten an einfachen galgenartigen Geräten und fertigen Kälberstricke.

KOFLER *zu dem Oberpfleger*: Ich bring den Herrn März heut zu Ihnen zur Arbeitstherapie.

OBERPFLEGER: War er weg?

KOFLER: Spazieren.

OBERPFLEGER *zu Alexander*: Möchten Sie mit töpfern oder lieber Kälberstricke?

Alexander steht still da und schweigt. Er blickt auf die Reihe der Kranken an den Apparaten für die Stricke. Einer wiederholt stereotyp: »Ich weiß die Gründe wohl, ich weiß die Gründe nicht«, leise und ständig.

OBERPFLEGER: Glaube lieber Kälberstricke. Neben dem Hans, der ist heute fleißig.

Hans ist ein älterer, kleinerer Mann, der auf das Lob hin lächelt. Alexander steht weiterhin steif da und schweigt.

Oder in der Stanzerei? Weihnachtsfiguren?

ALEXANDER: Ich möcht heut lieber gar nicht.

KOFLER: Warum denn nicht?

ALEXANDER: Das sehen Sie doch selbst.

6. Kahler Raum

Alexander sieht zwei Patienten zu, die unbewegten Gesichts Tischtennis spielen. Die Partie ist monoton, lange Ballwechsel. Alexander steht in der Mitte, blickt hin und her.
Ein Brief Alexanders.

ALEXANDERS STIMME: Sehr geehrter Herr Oberarzt! Erfuhr gestern direkt nach dem Nachtmahl (kalt), was ich schon immer vermutete. Bin nicht das Kind meiner Eltern, sondern von Eva Braun und künstlich befruchtet nach dem Besuch des Grafen Ciano. So erklärt sich mein Unglück und meine Verfolgung. Durch Schluckauf bringe ich Signale hervor. So vergeht mein Leben. In innerster Dankbarkeit einer Ihrer ärmsten Asylanten Alexander.

7. Krankensaal

Alexander sitzt im Schneidersitz auf seinem gemachten Bett und breitet seinen Besitz vor sich aus. Kordeln, Bleistiftstummel, Papier, Tabak, Draht, Schraubenzieher, Schuhputzzeug, Zahnbürste, Zigarettenpapier, Zeitungsausschnitte etc.

Der Saal ist nahezu leer. Ein Pfleger kommt herein.

PFLEGER: Es ist Arbeitstherapie. Warum sitzen Sie auf dem Bett?

ALEXANDER: Es ist meine Empfindung, nur diese Bettdecke ist mein persönliches Gebiet.

PFLEGER: Und der Mist?

ALEXANDER: Ich ordne meine Hinterlassenschaft.

8. Heizungskeller

Alexander raucht eine selbstgedrehte Zigarette. Dabei schaut er unbewegt durch ein Kellerfenster schräg nach oben. Es gehen ständig Leute vorbei, vorwiegend weibliches Personal, offenbar zu einem Wirtschaftsgebäude. Zu sehen ist, womöglich durch ein Trittgitter, nur jeweils ein kleiner Teil ihrer Beine. Küchenhilfen, Patientinnen, Schwestern, Nonnen.

ALEXANDER *off*: Der Ablauf des gestrigen Tages. Ein Erlebnisbericht. Ich stand in der Frühe auf, um sechs kam die Dienstübernahme. Der Herr Oberpfleger teilte die Pulver aus. Ich bekam ein Decentan und ein disziplinierendes Diszipal. Dann ging ich mich waschen. Das Wasser war kalt. Um halb sieben kam der Kaffee. Dazu bekamen wir Brot und Marmelade (Vierfrucht). Dann bin ich nicht zur Arbeit gegangen, weil ich gewartet habe bis der Herr Doktor kommt. Und er kam aber nicht. Dann ging ich auf dem Gang spazieren. Um zwölf Uhr kam das Mittagessen. Es gab Krautwickel und Rindsuppe. Vorher holte ich mir fünf Lord extra. Um ein Uhr gingen wir zur Arbeit. Wir hatten Bohnen gepflückt. Bis fünf Uhr. Dann gingen wir nach Hause. (Abteilung V) Die Bohnen hatten wir in Plastikbeutel gefüllt der Firma Vegetabel und abgewogen. Dann rauchte ich ein paar Aktive. Um fünf kam das Nachtmahl, es gab Bohnensuppe mit Nudeln darin. Um sechs gingen wir schlafen. Dann kam die Dienstübernahme und der Nachtdienst.

9. Altensaal / Frauen

Der Direktor durchschreitet den Saal mit der Delegation aus Malawi. Am Ausgang weist er auf einige Farbdrucke.

DIREKTOR: Unsere großen Probleme sind nicht die Psychosen, sondern die Alkoholiker und die Alterserkrankungen, die unsere Landeskrankenhäuser zustopfen.

In den Altenabteilungen tragen auch unsere Bilder den Charakter des Konservativen, Harmonischen, Humorvollen. Von Spitzweg zu Wilhelm Busch, Bele Bachem und Loriot. Ich bitte zu beachten, daß es gelungen ist, den früher vorherrschenden Geruch auf diesen Abteilungen vollkommen einzudämmen.

Einige Delegierte ziehen die Luft ein und nicken.

10. Küchenflur

Durch eine blechbeschlagene Schwingtür kommen Wagen mit Essen und Geschirr aus der Küche. Sie werden von Patientinnen und jungen ausländischen Arbeiterinnen in die Speisesäle oder Krankenzimmer gefahren. Alexander steht an die Wand gelehnt und beobachtet die Schwingtür. Er hat das linke Auge geschlossen, hält die rechte Hand so vor das rechte Auge, daß er durch die Finger schauen kann, ohne daß man sein Auge sieht.

ALEXANDER *off:* Sehr geehrter Herr Doktor! Die Person von mir ist ein fremder Gymnasiast, der ebenfalls Alexander heißt. Die Person von mir ist allein und sehr allein. Sie hat keine Verwandten und hat niemals solche gehabt.

Ein rundliches, dunkles Mädchen – die Patientin Hanna Grätz, die als Küchenhilfe arbeitet – kommt durch die Schwingtür und blickt auf den merkwürdigen Patienten, der wieder an der Wand steht. Sie bleibt stehen. Alexander nimmt die Hand herunter und starrt sie an. Er macht ein paar Schritte auf das Mädchen zu und lächelt.

HANNA: Was wollen Sie?

Alexander schüttelt den Kopf, nimmt die rechte Hand wie vorher vor das rechte Auge und beobachtet. Das Mädchen läuft zurück in die Küche. Eine dicke Küchenaufsicht kommt heraus und sagt zu Alexander:

Mach weg hier! Weg!

Alexander macht eine obszöne Geste, dann schlendert er in der Haltung eines lebensfrohen Dandy den Gang entlang.

ALEXANDER *off:* Das Lieben.
Das Lieben ist schön.
Schöner als das Singen.
Das Lieben hat zwei Personen.
Das ist beim Lieben der Kummer.

11. Speisesaal

Vor der Essensausgabe bewegt sich eine kleine Schlange von Patienten, darunter Alexander. Er hält zu seinem Vordermann einen deutlichen Abstand, sodaß es zweimal passiert, daß sich ein neu ankommender Kranker vor ihn stellt. Jedesmal stellt Alexander einen neuen Abstand zu dem Vordermann her. Als der Patient Karl kommt, merkt man, daß er die Lücke für ihn gelassen hat.

Die Patienten tragen das empfangene Essen auf Tabletts zu den Tischen. Am Kopfende der größeren Tische jüngere Hilfspfleger. Die Patienten essen mit Gabel und Löffel, ohne Messer.

KOFLER *off:* Es gibt von Alexander viele verschiedene Lebensläufe. Tatsächlich ist er 1935 in München-Allach geboren und zwar im Dezember, nicht im April. Sein Vater ist Polizeibeamter, bedeutend älter als die Mutter. Alexander leidet an einer leichten Mißbildung, einer Gaumenspalte, die im Laufe seines Lebens mehrfach operiert wird. Das Kind lernt schnell sprechen, aber seine Lautbildung ist nasal. Wenn Besuch kommt, darf das Kind nicht sprechen, weil sich der Vater geniert. Die Mutter umsorgt ihn übertrieben stark, aber zum Einkaufen nimmt sie ihn nicht mit. Alexander ist ein fleißiger Schüler. Er wird von den Eltern stark zum Lernen angehalten. Die Schularbeiten sind dem Vater selten ordentlich genug. Im Alter von acht Jahren wird er operiert. Deshalb muß er die dritte Klasse wiederholen. Er schämt sich. Auf meine Aufforderung schrieb Alexander vor drei Jahren Gedichte über den Vater, die Mutter und die Familie.

ALEXANDER *off:* Der Vater
Der Vater ist viereckig
und raucht
Ernte 23.
Am Sonntag im Bett
zieht er den Kindern gern
schnurgerade Scheitel.

Die Mutter
Die Mutter ist eine Milch
eine schön warme.
Aber in der man ertrinkt.

Die Patientin Malchen, die in der Küche hilft, geht mit einem Tablett umher und ruft:

Jemand rote Grütze?
Jemand rote Grütze?

Der essende Albert sagt zu seinem Nebenmann:

Ich gründete die Riesenstädte Ovianda, Akmolinsk, Alupka.

Der Nebenmann meint dazu:

Eh bien, bon, probatum est.

12. Zoo

Die Familie betrachtet von einer Steinbrücke im Zoo einen schwarzen Tapir, der auf einer kleinen zertretenen Wiese langsam hin und her geht. Parallel dazu und einige Meter dahinter geht ein anderer Tapir hin und her und zwar im genauen Gegenlauf zum ersten. Einmal, als sie sich begegnen, verzögert sich ihr Gang. Es sieht einen Augenblick so aus, als gingen sie auf den Zehenspitzen. Alexander lacht. Der Vater sieht ihn irritiert an. Alexander hört auf zu lachen.

ALEXANDER *off:* Die Familie
Wenn es Sommer ist
und schön warm
macht die glücklichere Familie
einen Ausflug in den Zoo nach Hellabrunn.
Sie sehen die Raubtierfütterung
Sie sehen die Raubtierfütterung
und andere Lustbarkeiten
z. B. das Gnu.
Im Aquarium sehen sie
den elektrischen Fisch (Rochen).
Der sieht sie auch.
So stecken sie in der Falle.

13. Elterliche Wohnung

Der sechsjährige Alexander, ein schmaler, ernster Junge, wartet am Nachmittag auf seine Mutter. Es ist sehr still in der Wohnung. Er schaut vom Balkon. Er horcht im Flur. Er springt auf einem Bein den Flur entlang. Er betrachtet sich im Garderobenspiegel. Als er Schritte hört, setzt er sich ins halbdunkle Schlafzimmer mit dem Rücken zur Tür. Als die Mutter im Flur nach ihm ruft, antwortet er nicht. Als sie ins Schlafzimmer kommt, sagt sie vorwurfsvoll:

MUTTER: Hier bist du? Wieso bist du denn hier und ängstigst mich?

Alexander verharrt mit dem Rücken zu ihr und antwortet nicht.

Was ich dir mitgebracht hab, eine Mütze.

Alexander nimmt sie in die Hand und betrachtet sie.

Die kann man so runterschlagen, ganz runterschlagen.

Sie setzt sie ihm auf, das Unterteil deckt den Mund. Sie hält ihm einen Spiegel hin.

Jetzt bist du ein schöner Junge.

Alexander nickt und geht aus dem Zimmer in den Flur.

KOFLER *off*: Später sagt Alexander einmal: Das Gesicht ist der erste Blickfänger des Menschen. Zu einem Gedicht über die Maske aufgefordert, schreibt er:
Die Maske ist lieb,
ach wenn sie mir nur blieb.

14. Wohnzimmer

Der Vater sitzt in einem geraden Lehnstuhl, vor ihm auf einem Fußschemel hockend Alexander. Er führt dem Vater, der kürzlich vom Dienst heimgekehrt ist, die aufgegebenen Sprachübungen vor. Mit einem Bleistift klopft der Vater den Takt auf die Armlehne. Er will im übrigen das Allerbeste.

ALEXANDER, *eine Fibel auf den Knien, strengt sich aufs Äußerste an:* Ar-beit und Fleiß, das sind die Flü-gel-

VATER, *verbessert die Aussprache:* Flügel-

ALEXANDER: Flü-gel

VATER: Flügel

ALEXANDER: Flügel

VATER: Flü-gel! Flü-gel! Arbeit und Fleiß-

ALEXANDER: Ar-beit und Fleiß, das sind die Flü-gel,
Sie führen über Strom und Hügel.

VATER: Flü-gel – Hü-gel, Flü-gel – Hügel. Arbeit und-

ALEXANDER: Arbeit und Fleiß, das sind die Flügel,
Sie führen über Strom und Hügel.

15. Gute Stube

Eine vorgesetzte Person zu Besuch beim Vater. Die Mutter bringt den kleinen Alexander herein, der schon im Nachthemd ist.

MUTTER: Der Herr Rat hat dir eine Schokolade mitgebracht. Bedank dich.

Alexander geht zu dem großen Mann, nimmt die Schokolade, macht einen tiefen Diener, sieht unschlüssig auf den Vater.

DER HERR RAT: Gehst du schon in die Schule?

Alexander nickt.

DER HERR RAT: Bist du fleißig?

Alexander nickt.

DER HERR RAT: Ich glaube, du bist stumm.

VATER: Antwort. – Warum sagst du nichts?

ALEXANDER: Was?

DER HERR RAT: Stille Wasser sind tief.

ALEXANDER *zu Dr. Kofler*: Das war so eine Falle.

16. Balkon

Der kleine Alexander sieht durch die Glastür auf den winzigen Balkon. Es regnet. In einer Holzkiste steht eine Gans, ihre Füße sind am Boden der Kiste festgenagelt. In ihrem Schlund steckt ein großer Trichter. Die Mutter sitzt auf einem Hocker neben der Gans und nudelt sie. In Abständen streicht sie das widerspenstige Futter den Gänsehals hinunter.

ALEXANDER *zu Dr. Kofler:*: Ich konnte sie dann nicht essen zu Weihnachten, denn die Gans, das war ich.

KOFLER: Wie meinen Sie das?

ALEXANDER: Die Gans war das Rohmaterial, in das man stopft und stopft, was sie nicht will.

Der sechsjährige Alexander, den man von rückwärts sieht, hockt vor der Kloschüssel und erbricht sich.

ALEXANDER *zu Dr. Kofler*: Lange vor unsrer Geburt haben die Eltern beschlossen, wer wir sein sollen.
Ich werde bis heute gestopft.

KOFLER: Wer stopft Sie heute?

ALEXANDER: Die Anstalt ist die Maschine zur Zerstörung des individuellen Wunsches.

KOFLER: Was sind Sie?

ALEXANDER: Eine Wunschmaschine.

Kofler lacht.

17. Arbeitssaal

Alte Patientinnen sitzen in langen Reihen und schleißen Federn. Der Direktor kommt mit der Delegation aus Malawi und erklärt:

DIREKTOR: In unserem breitgefächerten Arbeitsprogramm finden sich einige fast vergessene Tätigkeiten, zum Beispiel das Federschleißen, das besonders unseren älteren Patientinnen liegt. Nicht wahr, Malchen? –

Malchen, eine kleine, alte Frau, steht wie ein Schulmädchen von ihrem Schemel auf und sagt den Spruch:

MALCHEN: Ein Besen, eine Feder, eine Nadel – all dies ist vor Gott gleich. Der Gehorsam der Hand und die Liebe im Herzen sind das Glück der Frau.

Sie macht einen Knicks, setzt sich und arbeitet weiter.

DIREKTOR: Die Arbeitstherapie ist eine Behandlung mit zweckgebundenen und sinnbezogenen Verrichtungen, die Beschäftigungstherapie ist eine Behandlung mit sinngebundener und zweckbezogener Tätigkeit.

Ein Delegierter fragt mühsam:

Wie wird die Arbeit bezahlt?

DIREKTOR: Die Bezahlung ist eine symbolische.

18. Badeanstalt

Der achtjährige Alexander sieht durch ein Loch der Bretterwand zum Klo. Er sieht einen Mann onanieren.

19. Eine breite Lindenallee

Kinder umkreisen Alexander mit Fahrrädern, halten sich die Nasen zu und imitieren seine nasale Sprache.

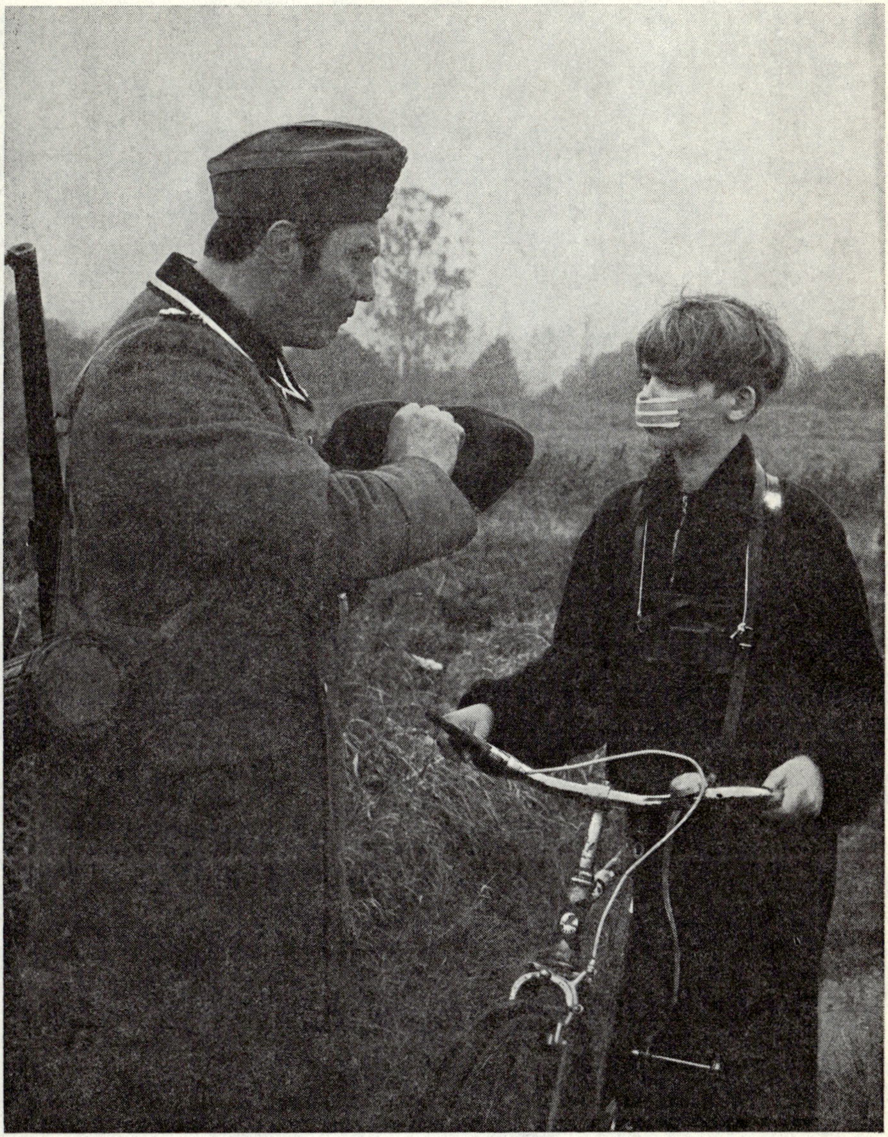

20. Moorlandschaft

Alexander macht eine Radtour durch das Dachauer Moos. Die heruntergeschlagene Mütze verdeckt den Verband, den er nach der Operation trägt. Er hat einen Rucksack und eine Agfabox umgehängt. Er beobachtet mit seinem Fernglas eine Gruppe von Häftlingen auf dem Heimmarsch. Zwei Wachleute. Einer sieht den Jungen und fährt mit dem Rad zu Alexander, der weiter durch sein Fernglas schaut.

WACHMANN: Was machst du hier? Hier ist verbotenes Gelände.

Alexander will wegfahren.

Hast du fotografiert?

Alexander schüttelt den Kopf.

Nimm die Mütze ab.

ALEXANDER: Warum?

WACHMANN: Darum!

Er nimmt dem Jungen die komische Mütze ab und sieht den Verband.

Warum sagst du das denn nicht?

ALEXANDER: Was sind das für Leute?

WACHMANN: Verbrecher.

Während man den Jungen mit dem Rad wegfahren sieht.

KOFLER *off*: Einmal sagte Alexander: »Das Abweichende ist das Böse. Was alle glauben, wird nicht Wahn genannt.«

Zur Familiensituation finden sich in der Krankengeschichte gelegentliche Äußerungen: Er habe sich geopfert, damit die anderen ihre Ordnung behalten könnten. »Ich wurde entstellt und verstümmelt, um mich für ein fremdes Leben fit zu machen.«

»Ich erstickte an solcher Kindheit.«

Schließlich, die Familie sei Ursprung und Brutstätte des Wahnsinns.

Seine Grunderfahrung: »Daß man nicht gewinnen kann.«

21. Größerer Krankensaal

Kranke in ihren Betten, unter ihnen Alexander, ein Auge geschlossen, mit dem anderen schaut er durch die Finger. Ein Pfleger und ein Hilfspfleger lesen an einem kleinen Tisch Zeitung. Die meisten Kranken liegen still und schauen. Selten steht einer auf. Ein junger, blasser Kranker halluziniert flüsternd, offenbar von großen Angstgefühlen beherrscht, man hört ihn Zahlen sagen, dann »Blick hell! Blick dunkel! Niemals Humpel«, dann wieder Zahlen, dann »Fasciculus opticus, braucht immer größten Schutz«. Der Pfleger geht zu ihm und gibt ihm eine Spritze.

ALEXANDER *off:* Durch das Auge kannst du
verschiedene Vergnügungen sehn
es ist ein Pleasure.
Manchmal tropft es leicht,
Manchmal weint der Mensch,
es wird wieder gut.

EIN PFLEGER SAGT: In der Nacht kenne ich jedes Geräusch. Ohne hinzusehen weiß ich, wer aufsteht, was er tut. Ich kann von meinem Platz in die Toiletten sehen. Zweimal in der Woche schläft jetzt Dr. Kofler hier im Krankensaal unter seinen Patienten. Als Pfleger kann ich das nur kritisieren, denn er ist nicht hier, sondern draußen. Hier sind die Insassen und in gewisser Hinsicht auch die Pfleger. Keine Psychotherapie solange die Toiletten offen sind.

22. Klinikgelände / Arztzimmer / Wohnung

Eine Kolonne von Kranken, unter ihnen Alexander, geht im Nebel durch das Klinikgelände zur Arbeit. Einer hebt einen Bindfaden auf, den er zusammenrollt und in seinen großen Taschen deponiert.

KOFLER *off:* Manchmal, wenn ich Patienten in einer Kolonne sehe oder in den Badewannen beim Wochenbad, denke ich, auf ihren Armen müßten Nummern sein.

Hinter dem großen Drahtzaun einer geschlossenen Frauenabteilung machen drei Nonnen ein großes Feuer aus Kisten, Kartons und Strohhüllen. Die Nonnen bewegen sich schnell. Das Feuer macht ein schönes Geräusch. Als es, von neuen Strohhüllen genährt, wild aufflammt, jauchzt eine der Nonnen, und es sieht aus, als hüpfe sie.

Alexander bleibt am Zaun stehen und betrachtet hingerissen das Feuerballett der Nonnen.

Die Mutter erscheint kurz im Bild. Sie wird von Dr. Kofler im Arztzimmer befragt.

MUTTER *off:* Was er immer gern gehabt hat, Herr Doktor, war Feuer, das hat er stundenlang anschaun können, ob ein Kartoffelfeuer oder im Ofenloch oder auch Brandbomben, man hat es ihm direkt verbieten müssen. Wie ich ihn mal gefragt habe warum, sagt er »weils nicht bleibt«. Das habe ich mir direkt gemerkt, da war er vielleicht zehn Jahre. Er war ein sehr hübscher Junge an sich, ein sehr ernster und sehr anschmiegsam, sowas von feinfühlig. Der Mann hat irgendwie immer Angst gehabt später, daß er zu weichherzig ist, nicht normal, daß er homosexuell werden könnte, ob das nun alles richtig war –

KOFLER: Was?

MUTTER: Er hat sich nicht mehr einschließen dürfen, der Junge, weil der Mann gedacht hat, daß er Onanie betreibt, irgendwie wichst. Der Mann ist öfter plötzlich im Zimmer gestanden, hat das Bett kontrolliert, mußte auch kalte Waschungen machen, auch im Klosett hat er sich nicht mehr einschließen dürfen, das war direkt ein Tick. Der Junge hat ein Tagebuch führen müssen, daß er draus hat ersehen können, was er jederzeit gemacht hat, jede Viertelstunde. – Und er hat es auch gemacht, Herr Doktor. Eines Tages ist er zu mir gekommen, daß er es macht.

KOFLER: Was haben Sie dazu gesagt?

MUTTER: Daß er sich das bloß denkt, bloß einbildet, weil er ein viel zu lieber, viel zu guter Junge ist, um da dazu imstande zu sein. –

Und wissen Sie, was er zu mir gesagt hat?

ALEXANDER, *14jährig:* Wenn du nur einmal still wärst, nur einmal!

MUTTER *zu Dr. Kofler im Arztzimmer:* Das hat mir wehgetan.

Sie weint.

23. Klinikgelände

Es sind immer mehr Nonnen gekommen, die Sachen in das Feuer schmeißen. Das riesige Feuer hat die Wirkung eines befreienden Abenteuers. An den vergitterten Fenstern der geschlossenen Frauenabteilung drängen sich Patientinnen und betrachten das merkwürdige Schauspiel animiert. Sie winken Alexander, rufen.

Alexander steht ganz gelöst und heiter.

Der Hilfspfleger Öchsel, ein junger Mann, der in der Klinik seinen Ersatzdienst leistet, kommt an den Zaun und holt Alexander ab.

ÖCHSEL: Ich hol Sie ab, Herr März, weil wir sonst Ärger kriegen in der Gärtnerei.

ALEXANDER: Heida das Feuer ein heiliger Strauch. Ein Heller und ein Batzen.

ÖCHSEL: Was meinen Sie?

ALEXANDER: Es ist der Zweck der Phantasie, sich zu erheitern.

ÖCHSEL: Eine Zigarette, Herr März?

ALEXANDER: Sie sind sehr liebenswürdig.

Er nimmt die angebotene Zigarette zeremoniell, holt eine Blechschachtel aus seiner Tasche, vertauscht die empfangene Markenzigarette gegen eine Selbstgedrehte und läßt sich Feuer geben.

ÖCHSEL: Was erheitert Sie?

ALEXANDER: Erinnerungen.

Sie gehen rauchend davon. An Ententeichen vorbei.

24. Isarauen

Der 15jährige Alexander sitzt mit einem gleichaltrigen Mädchen am Ufer der Isar in Badezeug. Sie sehen lange einem Paddelboot nach.

MÄDCHEN: – Bist schüchtern, was?

Sie legt den Arm leicht um seine Schultern. Alexander sitzt lange still, ohne sich zu rühren.

Aus den Büschen tauchen drei Schulkameraden auf. Sie ziehen ihm die Badehose runter. Als er sich wehrt, verprügeln sie ihn.

25. Badezimmer

Alexander betrachtet sich im Spiegel. Er probiert mit Watte Bärte aus, um die Hasenscharte zu verdecken, kleine, breite, große. Erst weiße, dann bunte Bärte aus den Watteballen.

Als ihn das Ergebnis nicht befriedigt, klebt er sich mit einem Heftpflaster den ganzen Mund zu.

Der Vater klopft an der Badezimmertür. Da er ohne Antwort bleibt, befiehlt er zu öffnen. Alexander steht mit zugepapptem Mund vor dem Vater.

VATER: Damit macht man keine Witze.

Er geht an Alexander vorbei, öffnet den Deckel des WC, sieht die bunte Watte im Klo.

VATER: Was machst du mit der Watte?
Watte kostet Geld.

Er geht an Alexander vorbei aus dem Badezimmer.

26. Gute Stube

Der Vater hat einen Brief in der Hand. Die Mutter weint. Alexander in charakteristischer Haltung, die Hand vor dem Mund.

VATER: Es ist ein Brief gekommen. Du warst nicht in der Schule.

Alexander nickt.

Gehst jeden Tag hier weg, mit Schulzeug etc. und treibst dich rum.

Alexander schweigt.

Warum warst du nicht?

Alexander zuckt die Schultern.

Das weißt du nicht!

Alexander schüttelt den Kopf.

Warum nicht?

Alexander schweigt.

Willst du uns das nicht sagen?

Alexander schüttelt den Kopf.

Nein?

Alexander schüttelt den Kopf.

Dann sag jetzt ich dir was. Seit du geboren bist, so wie du bist, bemühen wir uns, ich und deine gute Mutter, aus dir etwas zu machen, daß du etwas wirst, tagtäglich. Wir scheuen keine Mühe, keine Ausgabe, wir versuchen es mit Liebe, wir versuchen es mit Strenge. Wir opfern unser Leben hin für dich und du, was ist dein Dank? – Daß ich in deinem Mantelfutter finde einen Präservativ und eine Wichsvorlage.

Er nimmt ein Foto und ein Präservativ aus seiner Brieftasche und schmeißt beides auf den Boden.

Die Mutter schluchzt.

Alexander hebt das kleine, blasse Foto auf. Es zeigt das junge Mädchen aus den Isarauen im Badeanzug. Er hebt auch das Präservativ auf.

VATER: Von morgen an bring ich dich in die Schule, und ich hol dich ab. – Ein Lump wirst du mir nicht.

27. *Arztzimmer*

KOFLER: Alexander sagte einmal: *(er zitiert aus der Krankengeschichte)* »Sobald ich sprechen konnte, wurde mir alles beigebracht, was mich zu einem alten Mann machen sollte. Der wollte ich aber nicht sein, denn das war mein Vater.«
An anderer Stelle: »Schon in der Schule empfand ich die Wettbewerbsfolter.«
Um ein Beispiel gebeten, erzählt er:

ALEXANDER: Ein Mädchen hatte Schwierigkeiten mit der Bruchrechnung, stand wie versteinert und brachte es nicht. Alle meldeten sich, alle wild darauf, das Mädchen zu korrigieren. Als gerade ich dran kam, konnte ich aber nicht sprechen. –
Da kam ein anderer dran und rief das Ergebnis. Indem er uns demütigte, hatte er Erfolg.

KOFLER: Wieso waren Sie gedemütigt? Sie haben es doch gewußt.

ALEXANDER: Das wußte nur Alexander.

KOFLER: Warum sprechen Sie manchmal von sich in der dritten Person, Alexander, die Person von mir, etc., warum?

ALEXANDER: Das ist die Vorsicht, denn was an mir ist ich?

KOFLER: Was meinen Sie?

ALEXANDER: In puncto Logik habe ich das A und B unsicher in der Hand, daraus ergibt sich ein falsches C.

28. Gärtnerei

Patienten pflücken in einer großen Plantage grüne Bohnen, tragen sie körbeweise an lange Tische, wo andere Patienten die Bohnen in Plastiktüten einwiegen und die Tüten mit einem Gerät verschweißen. Wieder andere Patienten laden die Tüten in Lieferwagen der Firma Vegetabel.

Alexander kommt mit dem Hilfspfleger Öchsel und setzt sich neben einen kleinen, weißhaarigen Mann mit offenem Gesicht namens Karl Fuchs, dem Alexander ein gewisses Vertrauen entgegen bringt.

Als eine Geste der Sympathie schenkt er Fuchs den Rest der Zigarette, die Fuchs, weiterrauchend, in der hohlen Hand verbirgt.

KOFLER *off*: Nach einer zweiten Operation der Gaumenspalte, die ein gutes funktionales Ergebnis bringt, kommt er von der Mittelschule auf die Handelsschule. Als er die Handelsschule vorzeitig verläßt, soll er eine Banklehre antreten, aber er findet keine Stellung. Er sitzt grübelnd herum und weigert sich auszugehen. Zur Rede gestellt sei er in Weinkrämpfe verfallen. Ein Arzt verordnet Beruhigungsmittel.

29. Arztzimmer

MUTTER: Er ist in einem wie »dösigen Zustand« gewesen. Einmal hat er mir gesagt: »Ich verdiene mir das Essen nicht.« Ich sage: »Aber du wirst es dir wieder verdienen«. Darauf er: »Ich bin schon zehn Jahre tot.« Er hat auch viel rumgekritzelt, rumgeschmiert, meistens dasselbe, irgendwie Spiralen, irgendwie Irrgärten, eins habe ich mir gemerkt, weil da Selbstbildnis drauf gestanden ist, da war, kaum zu erkennen, ein nackter Mann in dem Irrgarten oder Spinnennetz gewesen, der hatte keine Beine und auch keine Hände, der ist ihm aber tatsächlich ähnlich gewesen.

Das Selbstbildnis Alexanders wird gezeigt.

KOFLER *off*: Später schrieb Alexander das Gedicht die Spirale.

Die Spirale
Sie ist rund und windet sich immer
hinan. Sie wird nur deshalb Spirale
genannt befindet sich in der Uhr
genau so wie im Kugelschreiber.
Als ich mich auf dem Berg befand
hatte ich sie verloren. Die Spirale
sieht aus wie ein Hindu.

Einmal äußerte Alexander, er fühle sich wie eine Spindel, die sich nur nach einer Seite drehen könne.

MUTTER: Der Mann hat ihm eines Tages Adressen mitgebracht, daß er Adressen schreibt für eine Firma, das hat ihm anfangs auch gut getan, sehr gut, daß er etwas leistet, war er stolz, hat er den Stolz gezeigt. Eines Abends aber, wie ihn der Mann lobt, hat er alle Adressen zerrissen, die er in zwei Tagen geschrieben hat und den Mann bespuckt. Sogar auch mich, Herr Doktor. Er hat dann geweint und sich entschuldigt. Wie sich sein Zustand gebessert hat, ist er durch meinen Mann bei MAN untergekommen, als Hilfskraft, bis er zur Bundeswehr eingezogen wurde. War auch nicht das richtige.

30. Gärtnerei

Der Direktor zeigt einige karitativ tätigen Damen den Gärtnereibetrieb.

DIREKTOR: Auch in den chronischen Abteilungen ist die Zeit vorüber, da chronisch Kranke in langen Gängen und überbelegten Schlafsälen interesselos dahinvegetierten. Das Arsenal der neuen Psychopharmaka hat uns in den Stand gesetzt, die Mehrzahl der chronischen Psychosen soweit zu bringen, daß sie zu Sozialkontakten fähig werden und gut arbeiten.
zum Oberpfleger
Wer ist am längsten hier in Lohberg?

OBERPFLEGER: Der Karl.

DIREKTOR *zu Karl F.*: Wie lange sind Sie hier?

KARL F.: 31 Jahre.

DIREKTOR: Arbeiten Sie gerne hier?

KARL F.: Jawohl.

DIREKTOR *zum Oberpfleger*: Wer ist der Komponist?

OBERPFLEGER: Der Albert.

DIREKTOR: Haben Sie Ihr Instrument dabei?

ALBERT, *entnimmt seiner Tasche eine Papiertüte*: Jawohl.

DIREKTOR: Was werden Sie uns darbieten?

Albert bläst das Horst-Wessel-Lied auf der Papiertüte.

DIREKTOR: Das ist wohl nicht so ganz das richtige.

Die Damen lächeln nachsichtig.

ALBERT: Es war mein Gedankengang, den Damen gefällig zu sein.

DIREKTOR: Die Damen haben Ihnen Tabak und Zigarren mitgebracht, die der Herr Fuchs vielleicht verteilen wird, mit dem Herrn Oberpfleger.

31. Aufenthaltsraum

ÖCHSEL: Es gibt Kranke, die zum Inventar dieser oder jener Abteilung gehören, ohne daß noch jemand weiß, warum. Sie sind in Vergessenheit geraten.

Karl Fuchs wurde 1943 auf richterliche Anordnung in einer psychiatrischen Anstalt interniert. Angeblich hatte er in einem Wahnanfall einen städtischen Bus mit Steinen beworfen, weil er Angst hatte, das Riesenauto würde seinen kleinen Jungen überfahren.

Nach der Krankengeschichte hatte sich sein Zustand nach zehn Elektroschocks schnell gebessert. Anfang 1944 findet sich die Eintragung »als guter Arbeiter vor Verlegung in unbekannte Anstalt zurückgestellt.« In der »unbekannten Anstalt« wurden die Kranken umgebracht.

Seine Frau hat andere Männer und legt keinen Wert auf seine Entlassung. Auch sonst niemand. Sie besucht ihn einmal im Jahr zum 1. Advent und hinterläßt Süßigkeiten. Einmal soll er geäußert haben, er sehe die andere Seite, einmal nach dem Krieg, die Atombombe ticke in seinem Kopf. Dann scheint man jahrelang nicht mehr an ihn gedacht zu haben. Die Krankengeschichte vermerkt nichts Besonderes. »Still.« »Zurückgezogen.« »Ein Suicidversuch.«

Dazu Montagebilder von Karl Fuchs. Fuchs sägt Holz. Fuchs rasiert sich. Fuchs beim Mattenflechten. Fuchs putzt Schuhe. Fuchs schlachtet Mastenten. Fuchs beim Domino. Fuchs fährt Essenskanister. Fuchs putzt Autos. Fuchs zu Weihnachten etc.

32. Gärtnerei

Es ist kurz vor der Mittagspause. Karl Fuchs arbeitet still und unauffällig. Ein großer Berg Bohnen vor Karl. Alexanders Platz neben ihm ist leer.
Der Pfleger Huber kommt, sieht den leeren Platz, wendet sich an Fuchs.
HUBER: Der März schon wieder weg?
Fuchs arbeitet weiter als höre er die Frage nicht.
HUBER: Heut wieder abgehaut?
Fuchs arbeitet ohne zu reagieren.
HUBER: He, Fuchs!
Fuchs schaut still zu ihm hin, spielt den in sich Versunkenen. Der in der Nähe arbeitende Albert mischt sich unvermittelt ein.
ALBERT: Kann hier ein Mann nicht mehr zum Pissen gehn?
Er schmeißt einen Beutel mit Bohnen weg, springt auf den Tisch und imitiert grotesk einen Urinierenden. Einige Patienten lachen, einige Patienten schlagen mit Zeitungen oder der flachen Hand knallend auf die Tische.
HUBER: Die aggressiven Herren von Koflers Therapiegemeinschaft. *(zu Albert)* Paßt auf, ihr kommt auf C!

33. Anderer Teil Gärtnerei / Rosenbeete

Alexander hockt in den ausgedehnten Rosenbeeten der Gärtnerei und schneidet sich einen großen Rosenstrauß, den er in eine Plastikhülle der Firma Vegetabel steckt. Wenn jemand vorübergeht, legt er sich zwischen den Beeten auf den Rücken und schaut in den Himmel.

ALEXANDER *off:* Das weiße Wiesel
Das weiße Wiesel (Hermlin)
hat eine schwarze Schwanzspitze
Warum?
Weil es zurückfinden muß
zu seiner Sommerfarbe
Hellbraun.
Am liebsten allerdings
wäre es grün.
Da säß es im Grünen
und schaute
vorwiegend fidel.
Hellbraun ist nicht so gemütlich.

34. Laden der Klinik

Alexander kauft eine kleine Flasche Kölnisch Wasser und eine Packung Mon Cheri ein. Er zeigt auf die Sachen. Die Verkäuferin sagt den Preis. Alexander legt das Geld hin, das er umständlich einem versteckten Beutel entnommen hat. Er prüft die Waren. Er ist ein anspruchsvoller Kunde.

35. Küchenflur

Alexander lehnt wie in einer früheren Szene an der Wand des Küchenflurs und beobachtet die Schwingtüren, durch die das Essen in die Speisesäle gefahren wird. Er hat diesmal allerdings eine entferntere Position gewählt.
Als die Patientin Hanna Grätz mit dem Essenswagen an ihm vorbeifährt, legt er ein Paket für sie auf den Wagen.
Das Mädchen hält an. Sie betrachtet Alexander ängstlich. Er schaut ernst zurück. Da sie einen anderen Küchenwagen hört, setzt sie ihren Weg fort. Alexander folgt ihr in einigem Abstand. Hanna blickt einmal zurück.

36. Industriehalle

Patienten arbeiten an einem Montageband. Es werden Fahrräder zusammengesetzt.
Der Direktor erscheint mit den karitativen Damen.

DIREKTOR: Ein wesentlicher Fortschritt ist die Einbeziehung der Industriearbeit in unsere Arbeitstherapie. Wir leben in einer Industriegesellschaft, ein großer Teil unserer Patienten kommt aus Industriebetrieben, und es ist das Ziel der Rehabilitation, sie dorthin zurück zu bringen. Das ist nur mit modernen industriellen Fertigungsweisen möglich. Hier arbeiten die Patienten am Fließband und hier ist ein wirklich gezieltes Arbeitstraining möglich. Leider ist auch hier die Frage der Arbeitsbelohnung noch nicht befriedigend gelöst.

Ein Patient kommt mit einem der hier montierten Fahrräder angefahren und führt Kunststücke auf dem Fahrrad vor.
Die Damen rufen Bravo und klatschen.
Der Patient verbeugt sich.

37. Klinikflur

Alexander geht wie müßig auf dem Gang spazieren. Tatsächlich sammelt er Kronenkorken.

KOFLER *off*: Die Aufgabe, eine Frau zu zeichnen verwirrte Alexander stark. Mehrfach aufgefordert, zeichnete er schließlich eine Art von Ausschnittbogen und bezeichnete die Körperteile.

Die Zeichnung wird gezeigt.

38. Krankensaal

Alexander sitzt auf seinem Bett. Öchsel kommt zu ihm.
ÖCHSEL: Es ist was für Sie abgegeben worden, Herr März.
Er reicht ihm ein Päckchen in vielerlei Geschenkpapieren. Alexander öffnet Hülle nach Hülle und legt die bunten Geschenkpapiere sorgfältig aufeinander. In einer aus weißem Papier geschnittenen Spitze findet er endlich einen roten Kamm in einem roten Taschenspiegel. Außerdem drei Zigaretten in Silberpapier. Alexander zündet sich eine Zigarette an und betrachtet sich, die Zigarette lässig im Mundwinkel.

39. Arztzimmer

BERICHT DES VATERS:
Es hat da auch so manches an meiner Frau gelegen, Herr Doktor. Das war ja keine Liebe mehr, das war Affenliebe. Der hat sich mit zehn Jahren noch nicht die Schuhe zubinden und kein Brot schmieren dürfen. Hat alles sie für ihn gemacht. Der hat immer was besonderes sein müssen, ob das blaue Sandaletten waren oder bestickte Kittel oder blonde Locken, der ist ja damit rumgelaufen als er schon in der Schule war. Jedes Kind zum Spielen hat sie ihm ausgeredet. Später auch die Mädchen. Der Junge war ihr Prinz und ihr Geliebter.

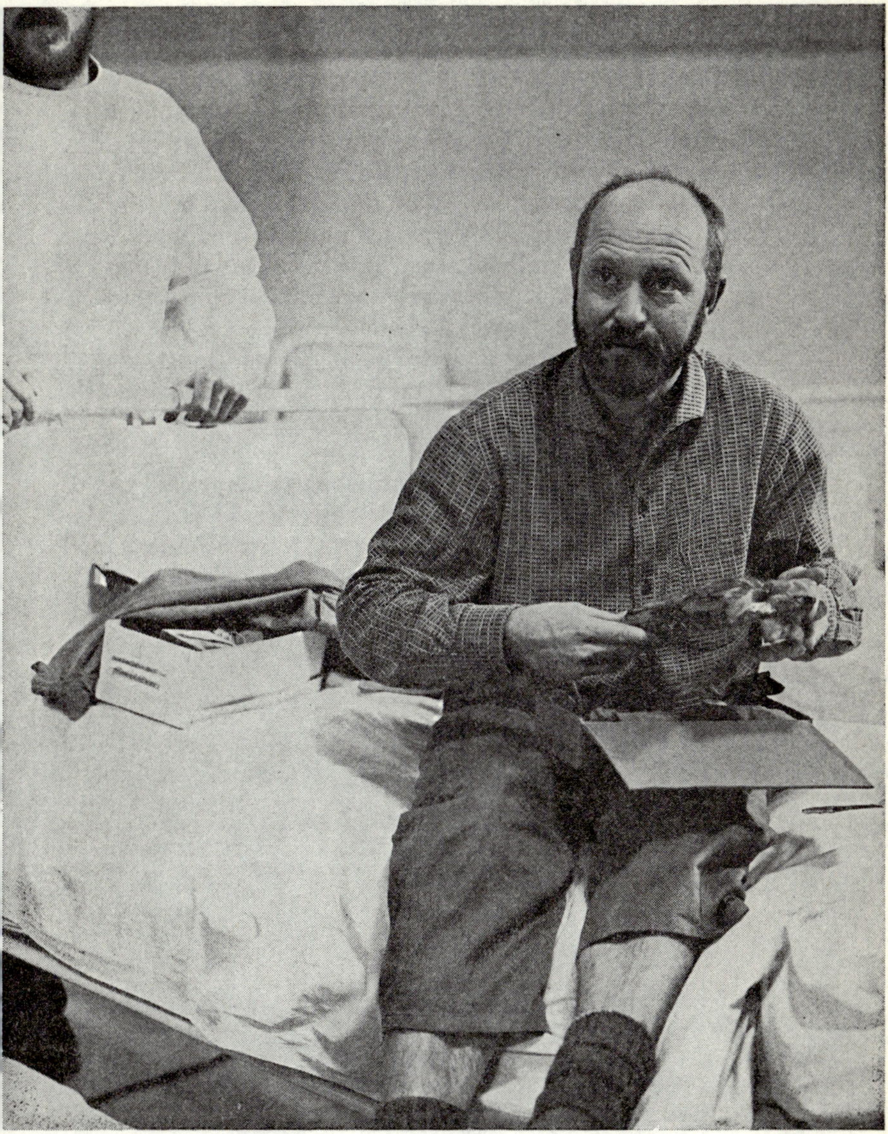

40. Bank im Klinikgelände

BERICHT DER MUTTER:

Der Mann, der hat in dem Jungen seinen Nebenbuhler gesehen, seit der auf der Welt war. Der Mann der wußte alles, konnte alles, machte alles, – großartig. Wenn ich Schuhe gebraucht habe oder was, hat er die ausgesucht, weil er den richtigen Geschmack hatte. Mit was der Junge spielen wollte, hat er auch gewußt. Stabilbaukasten. Es hat uns gefallen müssen, sonst war er beleidigt. Wir waren dazu da, ihn zu bewundern. Der Junge hat ihn nie bewundert, glaube ich.

Ich hatte solche Angst allein zu sein. Als der Junge einmal hinfiel, sich am Kopf verletzte, tat plötzlich mir der Kopf weh. Da dachte ich noch, komisch. Als wärs eins.

BERICHT KOFLERS:

Alexander sagte einmal: Zum Beispiel hätte ich gerne Fußball gespielt. Es war nicht möglich. Ich fragte, wieso nicht? Er antwortete: Es gehört schon Kunst dazu, die Mutter an der Hand gleichzeitig Fußball zu spielen.

41. Ordinationszimmer des Direktors

Der Direktor gibt den stark interessierten Damen einige Erläuterungen zu den Zeugnissen schizophrener Kunst, mit denen sein Büro vollgestopft ist. Als er ihnen das Portät einer Frau vorführt, das von oben nach unten von Farbe überflossen ist, das sogenannte »Tränenbild«, kann eine der Damen ihre Rührung kaum verbergen. Sie sagt: »Ungeheuer«.

DIREKTOR: Wir sehen bei unseren Kranken immer wieder, daß ihre Originalität tatsächlich an die Krankheitsvorgänge gebunden ist und daß –

Es klopft

Ja, bitte. *Pause*

Und daß die schöpferische Potenz –

Es klopft abermals

Bitte, ja. Ja, bitte.

Da niemand eintritt, geht er zur Tür und öffnet sie. Er schaut ins Vorzimmer, auch dort befindet sich niemand.

Und daß ihre schöpferische Ausdruckskraft versiegt, wenn sich ihr psychischer Zustand normalisiert.

Der Direktor weist ein genau gezeichnetes und ziemlich langweiliges Porträt vor.

Eine Zeichnung von der gleichen Patientin, als ihre Psychose abgeklungen war.

Es klopft zum drittenmal. Der Direktor geht sofort zur Tür, um der Störung auf die Spur zu kommen. Es ist wiederum niemand im Vorzimmer. In der Türfüllung ein gezeichneter Pfeil zu einem Zettel »Beachte Türanschlag«. Er findet an der Außenseite der Tür ein maschinenbeschriebenes Blatt und daneben einen Illustriertenausschnitt, ein vergilbtes und zerfaltetes Foto. Auf dem Blatt steht: manifest an den leiter der irrenanstalt lohberg. Das Foto zeigt den berühmten Vorgang: der Polizeipräsident von Saigon erschießt einen jungen Partisanen vor Fotografen und Fernsehkameras.

Der Direktor nimmt die Blätter ab, geht hinein, liest das Manifest den stark interessierten Damen vor.

DIREKTOR: Wenn es Sie nicht kränkt, möchte ich Ihnen etwas vorlesen:

manifest an den leiter der irrenanstalt lohberg – alles klein –

geehrter herr direktor,

wenn sie uns das nächstemal in der gärtnerei besuchen oder in einem anderen teil der reziproken gesundungsanstalt, sollten sie sich daran erinnern und auch einsehen, daß sie den insassen nur in einem überlegen sind: in der macht. mit uns gemeinsam als paranoisches duo produzieren sie die geisteskrankheiten, die den zweck haben, den wirklichen wahnsinn der norm als geistige gesundheit erscheinen zu lassen.

merke: wenn karl fuchs äußert, die a-bombe ticke in seinem kopf und das gilt als wahn, so hält das den bomberpiloten gesund, in dessen maschine sie wirklich tickt und der sie abwirft.

erklären sie das den fehlfarbenspendenden ziegen, die sie mit unserer hilfe von störelementen befrein.

hochachtungsvoll Alexander

der mumps, der ihnen im walde ein lied erzählt.

Die Damen atmen bewegt.

DIREKTOR: Charakteristisch der Schluß, hochtrabenden Verallgemeinerungen folgt der Absturz ins Banale. Weltprobleme, Mumps.

42. Klinikgelände

Bericht des Vaters:

Der Vater war der Störenfried, der Grobian, der Tyrann, den man nach Dienstschluß ertragen mußte, den man herabsetzt, wo es geht. Sie und der Junge waren das Feinere, das Höhere, das Verkannte. Wenn man zu Hause der Außenseiter ist, und nur zum Scheine anerkannt, da wird man zurm Tyrann. Ich glaube, ich kann sagen, daß der Junge mein Leben zu Grunde gerichtet hat. Und unser Leben. Er war nicht hin zu kriegen, er war anders. Daß er auch lieber so gewesen wäre, hat man gesehn die erste Zeit beim Bund, da hat er uns ein Bild geschickt mit Stahlhelm und geschrieben. *Ein Foto Alexanders in Uniform wird gezeigt.*

Alexander *off:* Ihr Lieben! Ich bin jetzt ein zufriedener Soldat. Die erste bittere Zeit habe ich gedacht, ich schaffe es nicht. Dann riß ich mich am Riemen und ich schaffte es wie alle anderen. Bekam für gutes Schießen sogar einmal Sonderurlaub. Da war ich mit drei Kameraden in St. Pauli. Da mich die Kameraden achten, bin ich sogar ein glücklicher Soldat und hoffe, es wird alles mit mir gut. Euer Alexander.

Vater: Das hat nun leider dann nicht angehalten.
Ach, Herr Doktor.

43. Arztzimmer

KOFLER: Alexander wurde nach sechs Monaten von der Bundeswehr entlassen. Er hatte sich wiederholt vom Dienst entfernt und lächerliche Begründungen dafür angegeben. Z. B.: »er habe sich lila Tinte holen müssen, um eine Beschwerdeschrift abzufassen«, »man ermüde ihn systematisch und zersetze ihn.«
Im Arrest habe er sich geweigert, sich zu rasieren und zu essen. An die Zellenwand habe er sonderbare Losungen geschrieben, »Auch die Gedanken sind nicht frei (Hypnose)«, schließlich geäußert, seine Arme und Beine seien zu schwer, er könne nicht marschieren und nicht grüßen.

44. Lazarett

Alexander wird von einem Arzt mit faradischen Strömen behandelt. Auf Stromimpulse hebt er den Arm zum Gruß an den Kopf und schreit.

KOFLER *off*: Im Lazarett wurde er über längere Zeit als Simulant behandelt und starken faradischen Strömen ausgesetzt, schließlich als »für die Bundeswehr psychisch ungeeignet« entlassen.

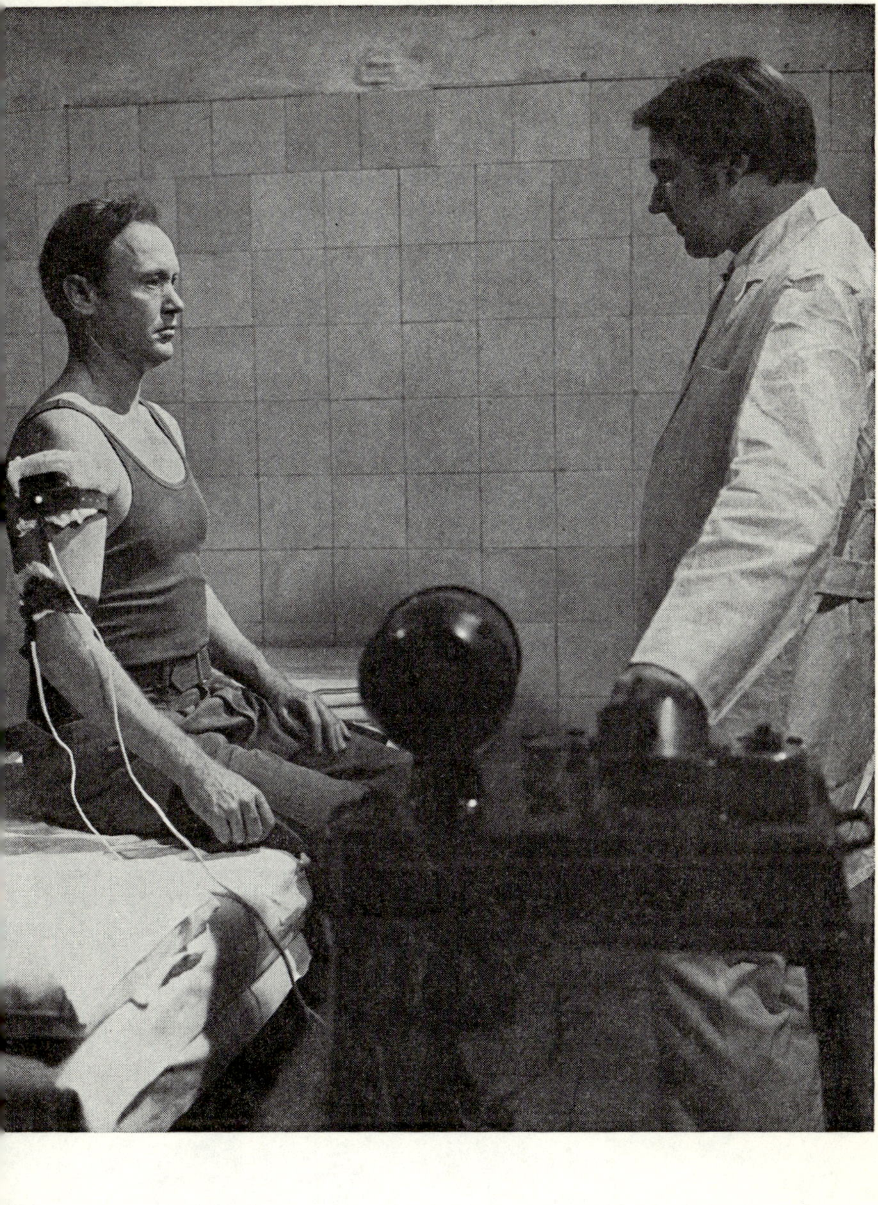

45. Elterliche Wohnung / Alexanders kleines Zimmer / Arztzimmer

Alexander sitzt auf dem Boden, von Büchern und Broschüren umgeben. Er liest hastig, schlägt schnell nacheinander verschiedene Bücher auf, streicht Stellen an, lacht höhnisch, macht Notizen, reißt die Seite aus einem Buch, steckt sie verknüllt in die Rocktasche.
Obwohl es hell ist, schließt er plötzlich die Fensterläden und macht Licht.

ALEXANDERS STIMME:

Die Wüste.
Eisklapp die Stumme Sandweit war
so klar war auch mancher Soldat.
– – – – – – – – – – – – – – –
panzte sich das Schwert heran.
nein leider weiter geht es nicht.
als bis zu mir herein.

BERICHT DER MUTTER:

Er war auf einmal wie unerreichbar. Etwas Abweisendes war an ihm, etwas Höhnisches. Wenn er lachte, war das kein Lachen. Wenn ich ihn umarmen wollte, zuckte er zusammen.

MUTTER, *versucht ihn zu umarmen*: Mein Junge!

ALEXANDER *entzieht sich*: Das war einmal, Mama. Da war ich blind. Jetzt fang ich an zu sehen.

MUTTER: Was?

ALEXANDER: Gewalt. Das ganze System der Gewalt.

BERICHT DER MUTTER:

Auf einmal Politik, Herr Doktor, das hat ihn ganz verrückt gemacht. Ob da eine Frau im Spiel war?

46. Biergarten

Alexander, allein an einem Tisch, beobachtet das Mädchen aus den Isarauen. Es sitzt mit einem jungen Mann, in Liebkosungen begriffen. Das Mädchen schaut zurück. Es fühlt sich von dem Beobachter gestört.

MÄDCHEN: Laß halt! Der Typ schaut immer her, der Typ regt mich schon auf.

JUNGER MANN: Kennst du den?

MÄDCHEN: Keinen blassen Schimmer.

Alexander verschwindet im Dunkeln.

Jetzt ist der weg. – Er hat was liegen lassen.

Sie geht zu seinem Tisch, liest einen Zettel.

»Neuer Katechismus«

»Was wissen wir über Gott? – Nichts.«

»Gibt es ein künftiges Leben? – Nein.«

»Was ist das Gewissen? – Das Gefühl, man habe eine Vorschrift der Oberschicht nicht befolgt.«

»Was ist die Oberschicht? – Die Herrschenden und Verzehrenden.«

»Ist zu herrschen eine Arbeit? – Nein. Es ist kaum eine Beschäftigung.«

»Welches sind die Hauptlügen? Politik, Religion, Gesetzgebung.«

»Was schuldet man seinem Vaterland? – Überhaupt und gar nichts?«

»Was ist Liebe? – Eine sehr schöne Produktion.«

»A. ein Prophet der Neuzeit.«

Der spinnt doch.

JUNGER MANN: Aber schwer.

47. Wohnzimmer

Die Mutter sieht einen Kriminalfilm und bügelt dabei. Alexander kommt herein, geht zum Fernseher, stellt ihn aus.

MUTTER: Was ist?

ALEXANDER: Schluß.

MUTTER: Warum?

Alexander reißt auch den Stecker des Bügeleisens aus der Steckdose.

ALEXANDER: Ich werde verhindern, daß ich auf ganz brutale Weise abgehört und abgefühlt werde, via Fernsehen.

Er zieht die Antenne und den Stecker des Fernsehers heraus.

Beobachtet und kontrolliert, wo immer ich gehe und stehe. Es werden mir die Gedanken ausgesetzt, damit ich die wahre Stimme nicht unterscheiden kann von der unwahren, denn es diktieren immer zwei, eine gemütliche und eine schrille. Die denkt so scharf, daß mir der Kopf weh tut und mein Gehirn vereist. Das ist die wahre Stimme, Mama. Die Wahrheit ist ein Messer, das schneidet durch meine Eingeweide. Ich geh im Zickzack, doch ich halte durch.

Er packt den Fernseher und wirft ihn aus dem Fenster.

Es erscheint der aus dem Schlaf geweckte Vater.

VATER: Was ist hier los?

MUTTER: Er ist verrückt geworden!

Sie gibt einen hellen fürchterlichen Ton von sich.

48. Aufenthaltsraum

An der Wand, nur erreichbar, wenn man sich auf einen Stuhl stellt, ein Fernseher. Es läuft die Sendung XY mit Eduard Zimmermann. Wenn etwas verstellt werden muß, steigt ein Pfleger auf den Stuhl.

Viele Patienten, ein ständiges Kommen und Gehen. Die meisten rauchen, vorwiegend Selbstgedrehte. Sie geben sich untereinander Feuer, geben die Kippen an andere weiter. Es werden einzelne Zigaretten gekauft, auch gegen Süßigkeiten und andere Sachen getauscht. Manche haben Nadeln, um die Kippen bis zu Ende rauchen zu können.

Unter den Patienten sind Alexander, Karl und Albert.

Es wird wenig gesprochen und nur wenige verfolgen die Sendung genauer. Der diensthabende Pfleger sitzt so, daß er die Fernsehsendung sehen kann und gleichzeitig den Raum und den Gang überblickt. Er sitzt allein an einem kleinen Tisch, Papiere vor sich und raucht. Ein älterer Patient, Hans, stellt sich auffällig vor den Pfleger und schaut ihm beim Rauchen zu. Als der Pfleger zu ihm hinschaut, macht Hans die Geste des Rauchens und bittet wie ein Kind mit den Händen. Der Pfleger wirft ihm eine Zigarette zu, die Hans auffängt.

Alexander lehnt an der Wand, raucht und betrachtet die Szene mit einer Miene hochmütiger Distanz.

Einige Patienten gehen ganz abwesend zwischen den Leuten hin und her. Einige tauschen zerlesene Zeitungen und Illustrierte. Einer merkt nicht, wie ihm die Kippe der Zigarette die Finger verbrennt.

Irgendwo sitzt Öchsel und macht Notizen in eine schwarze Kladde.

ALEXANDER *off*: Der Götze sitzt am Wagen und
schaut die längste Zeit lang.
Der Götze ist schnell, macht immer
das verkehrte von dem was ist.
Sitzt er z. B. am Wagen so läuft
er hin und her.

ÖCHSEL *off:* Es gibt in der Anstalt eine Zigarettenordnung. Nur wenige Patienten können es sich leisten, ständig Markenzigaretten, sogenannte Aktive, zu rauchen. Die meisten drehen sich ihre Zigaretten selbst, aber viele sind auch darauf angewiesen, sich Zigaretten zu erbetteln oder durch Dienstleistungen zu erwerben. In Stationen mit langjährigen Patienten kommt es nur selten vor, daß jemand eine ganze Aktive verschenkt. Er verschenkt ein paar Züge oder den Stummel. Der Stummel einer Aktiven wird oft an einen dritten weiter gegeben, der eine Nadel oder Klammer benützt, um sich nicht zu verbrennen. Wenn er weggeworfen wird, findet sich meist noch jemand, der den Tabak herausbröselt.

In der Zigarettenordnung erscheinen die Sympathie- und die Abhängigkeitsverhältnisse auf einer Station. Zur Zigarettenordnung gehört das Ritual des Feuergebens. Um die Pfleger nicht um Feuer bitten zu müssen, besteht die Verpflichtung, mit seiner brennenden Zigarette jedem Feuer zu geben, der darum bittet. Das befolgen sogar hochgradig verwirrte Patienten und solche, die seit Jahren schweigen.

KOFLER, *der kurz hereingekommen ist, zu Alexander:* Sie sehen sich die Sendung an, Herr März?

ALEXANDER: Versuche ein nützliches Glied der Gesellschaft zu werden. Jäger nicht Gejagter via Mattscheibe.

Geste zum Kopf

KOFLER: Sie sind heute guter Stimmung?

ALEXANDER: Ich betreibe die Einübung des Humors.

KOFLER: Was ist Humor, Herr März?

ALEXANDER: Humor ist eine lateinische Vokabel.

49. *Arztzimmer*

BERICHT KOFLERS: Alexander sagte einmal: Wenn Sie hier mal drin waren, ist es schwer nicht wieder zu kommen. Nach 15 Jahren sind Sie hier zu Hause.
Der erste Aufenthalt dauerte fünf, der zweite und der dritte je vier Monate, der vierte bis heute.
Zur zweiten Einweisung kam es, als die Mutter nach einer schweren Operation zu einem Kuraufenthalt verschickt worden war. Die jüngere Schwester der Mutter versorgte den Haushalt. Alexander, der zu dieser Zeit als Hilfsarbeiter bei MAN in einem möblierten Zimmer wohnte, kehrt überraschend in die elterliche Wohnung zurück und hängt überall Fotos der Mutter auf, die er mit großen Trauerfloren versieht. Er verlangt, daß alle Trauerkleidung anlegen, denn die Mutter sei nicht zur Kur, sondern umgebracht und beiseite geschafft.
Als ihm die Suppe beim Mittagessen serviert wird, schüttet er sie unter den Tisch und behauptet, sie sei vergiftet. Er erstattet Anzeige gegen den Vater und die Schwester der Mutter »wegen Mordes und intimer Beziehungen«. Seine Schuld und Mittäterschaft bestehe darin, daß er die Mutter verlassen und so die Tat ermöglicht habe. Er bitte um seine Verhaftung. Die Polizei nimmt die Anzeige nicht an, weil sie Zweifel an seiner Zurechnungsfähigkeit haben. Als er die Polizei Mordkomplizen und »zeitkastrierte Bullen des Kapitals« nennt, wird er richterlich eingewiesen.

Zu dem Bericht wird gezeigt, wie Alexander in der elterlichen Wohnung überall Fotos der Mutter mit Trauerfloren aufhängt.

50. *Behandlungszimmer*

Der 25jährige Alexander wird von dem damaligen Oberarzt, dem heutigen Direktor der Klinik exploriert.

KOFLER *off*: Bei diesem Aufenthalt in der Klinik ist Alexander reizbar und steht unter dem Einfluß von Halluzinationen. Auch im Gespräch führt er dauernd Nebengespräche. Er nennt seinen Vater einen gemeinen Hund und seine Tante eine blondierte Fotze, die mit der Polizei unter einer Decke stecke.

ALEXANDER: Ich habe dafür Beweise. Ich will keine Namen nennen.
Man hat mir ins Gesicht gesagt, daß ich keine Ruhe mehr finde, ausgenützt, ausgenommen, ausgebeutet –
Scholle unter dem Brunsteiter –
Ruhe!

OBERARZT: Was wollen die Leute von Ihnen? – –
Was wollen die Leute von Ihnen?

ALEXANDER: Ausstellen. Sie wollen mich in einen Glaskasten stellen.

OBERARZT: Warum?

ALEXANDER: Aus Erniedrigungsgewohnheit. Um mich auszuschalten. Ich spüre das in den Augen. Wer weiß, wird ausgeschaltet. Das Talglicht für die Nacht, den Samen für die Acht.

Er drückt sich mit Daumen und Zeigefinger die Augen zu.

OBERARZT: Hören Sie wieder Stimmen?

Alexander schweigt.

Fühlen Sie sich behindert?

ALEXANDER: Wenn die Hypnose zu mir durchdringt, muß ich tun, was ich nicht will, den Teller wegschlagen oder an unanständige Sachen denken.

OBERARZT: Was zum Beispiel?

ALEXANDER: Bewegung stärkt den Geist. Nachts rumlaufen. Mir selbst den Hals zudrücken.

OBERARZT: Wer hypnotisiert Sie?

Alexander schweigt.

Männer oder Frauen?

ALEXANDER: Frauen. – Sie wollen durch mich durchsehen.

OBERARZT: Warum?

ALEXANDER: Weil ich ein Fremdkörper bin. Man stellt mich in einen Glaskasten als Versuchskaninchen.

OBERARZT: Fühlen Sie sich körperlich verändert?

ALEXANDER: Vor den Augen ein feines Netz, ein Schleier, daß ich, was ist, verschleiert sehe.
Manchmal werden die Gedanken ganz klein.

OBERARZT: Standen Sie bei MAN auch unter Hypnose?

ALEXANDER: Da wurde ich nur ferngelenkt.

51. Arztzimmer

BERICHT KOFLERS: Eine Arbeitskollegin, die Alexander mehrfach zu Bergwanderungen eingeladen hatte, urteilt:

MÄDCHEN: Es war an ihm etwas Leises, sowas wie hinter Glas. Er hat über Sachen stark nachgedacht, über die ein anderer vielleicht nicht nachgedacht hat. Irgendwie war er vom Kurs abgekommen.
Machte gern Dias von Pflanzen. Kein Frauentyp.
Lacht verlegen.

KOFLER: Arbeitskollegen meinten:

ARBEITER: Nicht dumm, aber abseitig, in einem normalen Betrieb nicht zu brauchen.

ANDERER ARBEITER: Einmal ist der selber auf dem Montageband dahergekommen, im Sommer, drauf gehockt, die Arme voll Bierflaschen, und jeder hat ein Bier gekriegt. War heiß. Der Bandmeister fragt, was das soll. Da hat er gesagt, eine sinnvolle Montage. Da ist er rausgeflogen.

MEISTER: Bescheiden, aber natürlich eine Meise. Zuviel Phantasie. Kein Pflichtgefühl, keine Ausdauer. Wußte ja jeder, was los war.

KOFLER: Alexander wird mit zehn Elektroschocks behandelt und gebessert entlassen. Bei einem späteren Klinikaufenthalt wird er mit elf Elektroschocks behandelt.

52. Behandlungszimmer

Die therapeutische Maßnahme des Elektroschocks wird an Alexander durchgeführt.
Alexander im Krankenhemd auf einer Liege, ein Pfleger, der die Lagerung kontrolliert, ein zweiter der den Siemens-Konvulsator an das Kopfende des Patienten rollt, dem Kranken einen Gummikeil in den Mund schiebt. Der Arzt stellt die Stärke des Stromimpulses ein. Er steht hinter dem Kranken am Kopfende, nimmt die beiden Kontaktschalen und hält sie dem Kranken rechts und links an die Gegend der Scheitelbeine, um den Krampfanfall auszulösen. Die Konvulsionen rufen durch das Überwiegen der Beugemuskulatur den Eindruck hervor, der Kranke richte sich leicht auf und nicke zu starken rhythmischen Zuckungen. Die klonisch-tonischen Krämpfe lösen sich in einen tiefen Schlaf. Der Kranke hat an den Anfall keine Erinnerung.

53. Flur

Der schlafende Alexander wird über einen langen Flur in sein Krankenzimmer gefahren.

KOFLERS STIMME:

Kurz danach entwich Alexander aus der Klinik. Er wird im Dom ergriffen, als er während einer Messe die Kanzel besteigen will, um eine ›Total-Kriegserklärung dem Klerus‹ vorzulesen.

Wie der Priester und der Messner ihn wegdrängen, nennt er sie Arschlecker des Imperialismus und Totschlägerbanditen mit dem Glockenklang.

Als man ihn die Erklärung nicht verlesen läßt, händigt er sie dem Priester aus, zündet sich eine Zigarette an und verläßt die Kirche.

In der Erklärung sind zwölf Punkte aufgeführt, darunter:

»Was ist christliche Außenpolitik?

Die Zusammenarbeit zwischen den Oberschichten verschiedener Nationen.

Was ist christliche Innenpolitik?

Die Sicherung der Ausplünderung der arbeitenden Klassen.

Welche christlichen Mittel haben die arbeitenden Klassen, das zu ändern?

Die Revolution.

Gibt es kein anderes Mittel?

Nein.«

Undsoweiter. Er wurde von der Polizei aufgegriffen und zurückgebracht. Seither ist Alexander in Lohberg.

54. Innenhof der geschlossenen Abteilung

Eine junge Assistenzärztin führt ein Gespräch mit Alexander, der eine sehr weltmännische Haltung einzunehmen versucht.

ÄRZTIN: Warum sind Sie weggelaufen?

ALEXANDER: O, ich wollte mir Zigaretten holen bei einem Onkel. Nichts Besonderes.

ÄRZTIN: Wurden Sie nicht von der Polizei zurückgeliefert?

ALEXANDER: Ich benutzte die Polizei als Fahrgelegenheit.

ÄRZTIN: Und was wollten Sie im Dom?

ALEXANDER: Ich hatte an eine kleine aufklärende Belehrung der Gemeinde gedacht. Da man nicht wollte, habe ich darauf verzichtet.

ÄRZTIN: Sind Sie dabei nicht ein bißchen unhöflich geworden?

ALEXANDER: Ich hoffe nicht; ich habe auf Unhöflichkeit reagiert. Was können Sie von einer Religion verlangen, deren Symbol ein Folterwerkzeug ist, das Kreuz?

ÄRZTIN: Fühlen Sie sich noch krank?

ALEXANDER: Nein, aber ich habe leider noch immer zu beklagen, daß Versuche an mir unternommen werden.

ÄRZTIN: Welcher Art?

ALEXANDER: Meine Mutter will ihren Einfluß nicht verlieren, so beeinflußt sie mich über das Fernsehen.

ÄRZTIN: Sie sehen da Ihre Mutter?

ALEXANDER: Frauen in vielerlei Gestalt können meine Mutter sein. Der Empfänger in meinem Gehirn beeinflußt die Augenstellung je nach der Stimmungslage. Dann kriegt mein Blut eine grünliche oder grünlich-blaue Färbung.

ÄRZTIN: Aber das bedrückt Sie nicht besonders?

ALEXANDER: Nein, ich sehe mich im Zustand des Leerlaufs auf vollen Touren.

55. Behandlungszimmer

BERICHT KOFLERS:
Die Kollegin vermerkt: Katatoner Erregungszustand. Fluchtgefahr! Verlegt auf C.

56. Innenhof der geschlossenen Abteilung

Patienten, unter ihnen Alexander, sitzen auf Steinbänken in der Sonne.
Alexander springt plötzlich auf und schlägt sich mehrmals mit der Faust so heftig ins Gesicht, daß er blutet.
Zwei Pfleger halten ihn und bringen ihn auf die Station.

57. Behandlungszimmer

Alexander liegt mit verschwollenem Gesicht ruhig auf einer Liege.
ÄRZTIN: Warum schlagen Sie sich?
ALEXANDER: Das geschieht auf Veranlassung meiner verstorbenen Mutter.
Schweigen.
Die Selbstzerstörung ist die Helferin der Psychiatrie.
Alexander lächelt.

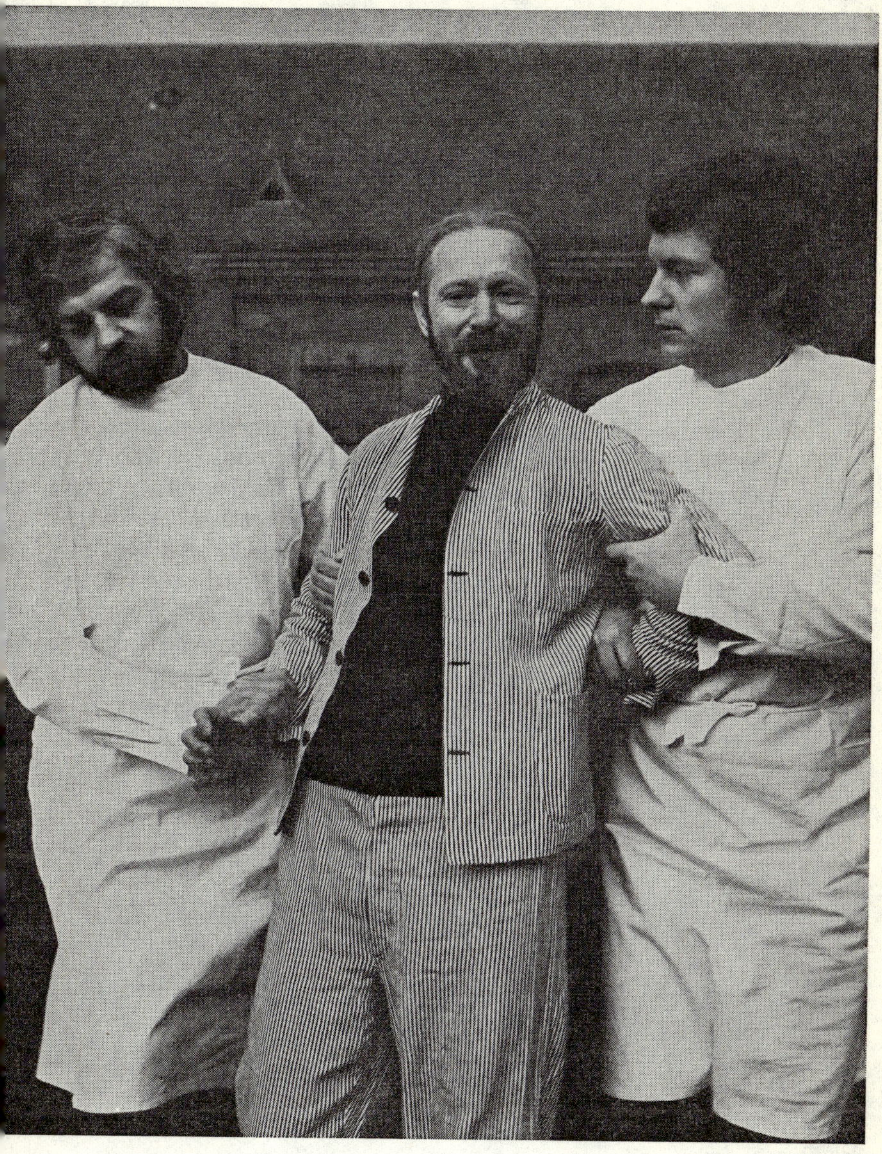

58. Arztzimmer

Bericht Koflers:
Die Kollegin vermerkt: Abklingen des Erregungszustandes nach wenigen E-Schocks.
Das Befinden des Patienten war aber weiterhin so, daß seine Entlassung nicht empfohlen werden konnte. Sie wurde auch von seinen Angehörigen nicht gewünscht.
Schrifttitel: Ein Brief Alexanders.

Alexanders Stimme: Lieber Herr Polizeipräsident!
Teile hiermit mit, daß ich seit vierzehn Tagen täglich zweimal onaniere und weiß nicht warum. Hochachtungsvoll Alexander.

Kofler: In den folgenden Jahren war er nur gelegentlich in der Säckekleberei beschäftigt. Er liest nicht und unterhält sich mit niemand. Meistens steht er untätig herum und wartet. Wenn er gerufen wird, kommt er und wartet. Den Anordnungen der Pfleger folgt er automatisch. Er vernachlässigt sich in der Kleidung und in der Körperpflege. Er lehnt es ab, besucht zu werden. Nachts unterhält er sich mit seinen Stimmen. So lernte ich Alexander kennen, einer der aufgegebenen Menschen der rückwärtigen Abteilungen, die der Arzt nur noch zu sehen bekommt, wenn sie den Ablauf der Maschinerie der Anstalt stören.

59. Kleiner Saal

Der Direktor führt einer kleinen Zahl von in der Ausbildung befindlichen Sozialhelfern vier bezeichnende chronische Schizophrenien vor, Karl Fuchs, Hans, Malchen und Alexander März. Anwesend ist Dr. Kofler.

Die Patienten sitzen vorn auf Stühlchen.

DIREKTOR: Obwohl die Schizophrenie durch die Psychopharmaka eine durchaus behandlungsfähige Erkrankung geworden ist, werden Sie als künftige Sozialhelfer immer wieder mit chronisierten Psychosen konfrontiert sein, die extramural existieren können, wenn Angehörige dazu bereit sind, aber eine wirkliche Rehabilitation nicht erreichen. Die beiden wesentlichen Momente für den chronischen Krankheitsverlauf sind erstens die Selbstisolierung, der Autismus, die emotionale Versandung in sich selbst, zweitens der Rückzug von allen Rollenerwartungen aktiver und passiver Art.

Er demonstriert das.

Herr März.

Alexander steht auf und wartet, ohne den Direktor anzusehen. Pause.

Kommen Sie her.

Alexander geht zu ihm und wartet erneut, ohne irgendeinen Affekt zu zeigen. Pause.

DIREKTOR: Nehmen Sie die Kreide und schreiben sie Autismus an die Tafel.

Alexander nimmt die Kreide, tritt hinter die Tafel, schreibt auf deren Rückseite, klappt die Tafel um. Man liest:

1. Autismus
2. Rückzug von Rollenerwartungen.

Die angehenden Sozialhelfer applaudieren.

DIREKTOR: Das ist die Selbstinszenierung der Psychose und ihre Selbstherrlichkeit.

Alexander hält dem Direktor die Kreide so hin, wie der Direktor sie ihm hingehalten hat. Wie einem Kinde. Der Direktor zögert, nimmt sie.

60. *Aufenthaltsraum*

BERICHT KOFLERS:
Karl Fuchs, 31 Jahre, hospitalisiert, sagte einmal zu mir:
FUCHS: Stellen Sie sich eine Pflanze vor, die verwelkt, weil kein Regen fällt, so ergeht es hier den Leuten. Niemand spricht von ihnen, keiner besucht sie mehr, und sie haben keine Chance je hier heraus zu kommen. Deshalb verweigern sie schließlich sogar die Nahrungsaufnahme.

61. Klinikgelände im Schnee

Ein Pfleger bringt einen Trupp Patienten, darunter Alexander, Karl, Hans und Malchen vom Lehrsaal durch das Gelände auf die Station zurück.
Kofler folgt in einigem Abstand.
Die Patienten sprechen nicht miteinander.
Der kleine Zug hat etwas von einer Gefangeneneskorte.
Das Zeremoniell des Schließens beim Eintritt in ein Klinikgebäude.

ALEXANDER *off*: Der Schnee
Der Schnee ist weiß
und weich ist der Schnee
unter dem Schnee möchte ich liegen
und schaun.

KOFLER *off*: In dieser Zeit begann ich die Institution der Anstalt selbst als krank zu empfinden. Mir schien, sie mache nicht nur die Insassen krank, sondern auch die Pfleger und die Ärzte. Alle Beziehungen waren verlogen, verdorben, gequält. Ich war nicht der Partner eines Patienten, sondern dessen Vorgesetzter. In Fachkenntnissen versteckt, beobachtete ich ihn wie ein Voyeur oder Spitzel, und meine Beobachtungen wurden gegen das beobachtete Objekt verwendet. Sie rechtfertigen den Ausschluß von anpassungsunfähigen, störenden, widersetzlichen Elementen aus der Gesellschaft und deren soziale Vernichtung. Die Diagnose Schizophrenie schien mir manchmal nichts anderes als ein diskriminierendes Werturteil zu sein.
Tatsächlich ist die Verwaltungsform der Anstalt der Verwaltungsform des Gefängnisses recht ähnlich.

62. Therapieraum

Alexander sitzt an einem Tisch, Dr. Kofler ihm gegenüber. Ein Tonbandgerät. Alexander in sich versunken, ignoriert die Gesprächssituation, spricht gelegentlich mit sich. Wenn er angesprochen wird, ist er höflich, steht auf, legt sogar die Hände an die Hosennaht, antwortet einsilbig, kehrt aber sogleich wieder zu sich zurück und vergißt den anderen anscheinend.

ALEXANDER, *murmelt, wechselndes Tempo, große Pausen:*

Wer hier ist, ist nicht dort. – –
Schnee, Schneehöhle, Schneehölle – –
weiß, weißbleierne Eier
im Stock
Die Höhle in Virginia. – *(lacht)*

Alexander stützt sein Gesicht in beide Hände und schaut durch die Finger.

BERICHT KOFLERS:

Meine ersten Versuche, mit Alexander in Kontakt zu kommen, mißlangen. Damals war Alexander schon sechs Jahre hospitalisiert. Er schien mit niemandem sprechen zu wollen. Er ignorierte den Partner, führt flüsternd oder murmelnd Nebengespräche.

KOFLER: Mit wem sprechen Sie, Herr März?

Alexander steht auf, ohne Kofler anzusehen und nimmt die Hände an die Hosennaht. Er murmelt »Jawohl« und setzt sich wieder.

ALEXANDER, *nach einer Pause*: Auge, faß! weiß oder grau ist nur zum Sehen da, doch ist es zu. – –

KOFLER: Ihr Auge?

ALEXANDER: Schuhe Erdal, Schuhe Urbin, mit Schuhen kann man gehen hin.

KOFLER: Wohin, Herr März, wollen Sie?

Alexander steht wieder auf, ohne Kofler anzusehen.

ALEXANDER: Wei wa der Baum die Weihnacht naht, Lombra die Nacht und ein Schwung.

KOFLER: Das hört sich an, als wären das Gedichte.

Alexander sitzt ganz ruhig da und schweigt, ohne Kontakt aufzunehmen.

KOFLER: Wenn es Ihnen recht ist, möchte ich mich jeden Tag mit Ihnen unterhalten.

ALEXANDER, *ohne seine Haltung zu ändern*: Es hat, Herr Doktor, jetzt auch keinen Zweck.

63. Therapieraum

Kofler und Alexander.

KOFLER: Schlafen Sie gut?

ALEXANDER: – Wenn es zugelassen wird.

KOFLER: Von wem zugelassen?

Keine Antwort.

Träumen Sie viel?

Alexander schüttelt den Kopf.

ALEXANDER: Das Fell war well.

KOFLER: Bitte?

ALEXANDER: Manchmal diese Köpfungsträume. -- Das läuft am laufenden Band. – Verblutungszuckungen gehen einher mit Blutverspritzungen in den Büros und Fabriken.

Er geht zur Wand und zeigt auf kleine kaum sichtbare Flecke.

Hier. Das sind Losungen.

KOFLER: Losungen für wen? Für Sie?

ALEXANDER: Es liest sie, wer sie braucht.

KOFLER: Das träumen Sie?

ALEXANDER: Das ist. EKG.

KOFLER: EKG?

ALEXANDER: Herzschrift.

KOFLER: Wieso?

ALEXANDER: Weil man das Herz infolge Glitschigkeit nicht abfühlen kann.

KOFLER: Vielleicht möchten Sie darüber mal ein Gedicht machen?

Alexander verneint.

Oder über ein anderes Thema?

ALEXANDER: Der Tod in der Schule als Mädel.

64. Arztzimmer

KOFLERS BERICHT:

Vielleicht besteht der erste Schritt der Heilung darin, dem Patienten die Bestimmung über sich selbst zurückzugeben?

Ich gründete eine Therapiegemeinschaft, die aus chronischen Psychotikern bestand, die viele Jahre hospitalisiert waren. Die Psychopharmaka, die sie täglich einnahmen, ersetzten die Zwangsjacke, das Käfigbett, die Isolierzelle, die Schockbehandlung oder die Durchtrennung des Stirnhirns mit dem Elektromesser. Ein wirklicher Fortschritt – gleichzeitig ersparten sie uns die Frage nach dem Warum. Ein Kollege teilte die Depressionen nach den Medikamenten ein, auf die sie reagierten. Er nannte die Schizophrenie ein Haloperidol mangelsyndrom. »Die Kranken wollen nicht reden, sondern ein Medikament.« Ein Psychotherapeut, den ich interessieren wollte, lehnte mit der Begründung ab:

»Es gibt nur ganz wenige Psychotiker, die für die Psychotherapie disponiert sind. Schon von ihrem Herkommen, ihrer Bildung. Das sind arme, sprachlose Geschöpfe, aber von der Psychotherapie trennen sie Welten.«

65. Zimmer des Direktors

Kofler und der Direktor.

KOFLER: Alles was das Kommunikationsnetz verbessert, hat therapeutischen Wert.

DIREKTOR: Sie können, Herr Kollege, bei einer Schizophrenie natürlich auch Erfolg haben, indem Sie dem Patienten die Beine brechen. In Gottes Namen also auch die Therapiegemeinschaft. Bitte, Herr Kollege, wenn Sie das glücklich macht.

66. Therapieraum

Kofler und Alexander.

KOFLER: Ihr Gedicht hat mir gut gefallen.

ALEXANDER: Welches?

KOFLER: Das gestrige ›haus, hausen, hausbrot‹, erinnern Sie sich?

Alexander schüttelt den Kopf.

KOFLER, *liest von einem Zettel*:

Im Haus hausen die Häusler
verteilen manchmal das Hausbrot
aber schön hart ist das auch.

Alexander wiegt zweifelnd den Kopf.

Gefällt Ihnen nicht?

ALEXANDER: Zu dichterisch vielleicht?

KOFLER: Vielleicht. Ist das hier gemeint?

ALEXANDER: Haus 5.

KOFLER: Verstehe. Wie könnte man das verbessern?

ALEXANDER: Da am Hause keine Luft ist –

KOFLER: Am Hause oder im Hause?

ALEXANDER: Am Hause. Da am Hause keine Luft ist, ist sie überm Dach fast vier Meter hoch.

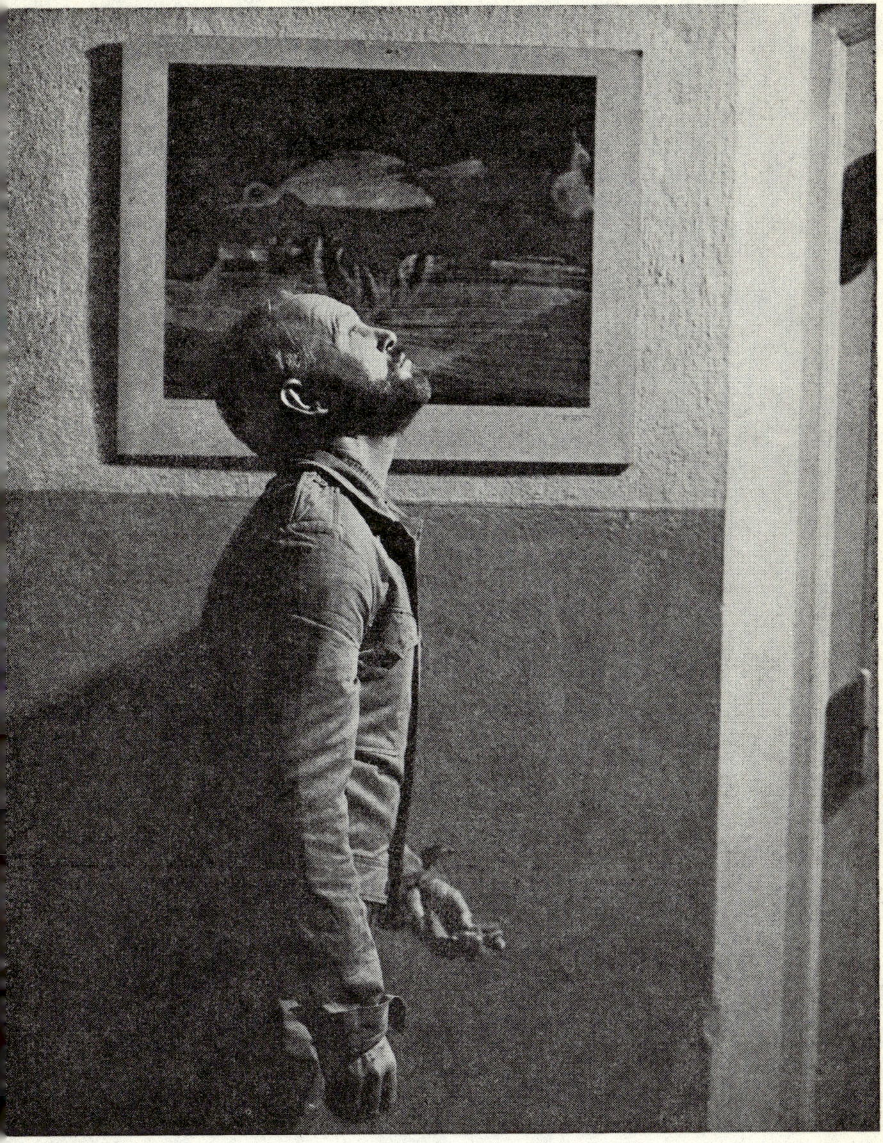

67. Straße

Kofler fährt wie zu Beginn des Films mit seinem Volkswagen durch eine schöne bäuerliche Landschaft, in der die Klinik liegt. Schöne, sakrale Musik aus dem Autoradio. Dazu Stimmen in verschiedenen deutschen Dialekten.

STIMMEN:

Im Irrenhaus
da sind die Irren drin
– die Spinneten
die Anbrennten
die Narrischen
– hippetee
lüteti
manoli
– die Meschuggenen
die Bestußten, die Bekloppten
die nich janz bei sich sind
die sind da drin
im Irrenhaus, im Tollhaus
im Drallkasten, in der Verrücktenanstalt.
– Bei denen es piept
bei denen es rappelt
die Graupen im Kopf haben
bei denen hats ausgehakt
– die nicht bei Troste sind
die von sich sind
hintersinnig, gestört, plemplem
wahnwitzig, besessen, umnachtet
die sind im Narrenhaus drin
im Tollhaus, im Spinnhaus
im Tollkoben
lüteti
in der Klapsmühle.

68. Exkurs

In der Bundesrepublik Deutschland gibt es gegenwärtig etwa 600 000 Kranke des schizophrenen Formenkreises, mehr als 1 Million Alkoholiker, 7 Millionen behandlungsbedürftige Neurotiker.
Wegen psychischer Erkrankungen werden jährlich 200 000 Bundesbürger in 130 spezielle Kliniken eingewiesen. 59 Prozent bleiben länger als 2 Jahre, 31 Prozent sogar länger als 10 Jahre in einem Fachkrankenhaus.
In 59 psychiatrischen Landeskrankenhäusern (PLK) gibt es an 100 000 Betten. Ein fachlich ausgebildeter Arzt hat dort in der Regel etwa 200 Patienten zu versorgen.
66 Prozent der Patienten in psychiatrischen Krankenhäusern sind auf geschlossenen Stationen untergebracht, 24 Prozent auf halboffenen Stationen (ohne Dauerbewachung), 10 Prozent auf offenen Stationen. Fast die Hälfte aller Patienten sind in Sälen mit mehr als 10 Betten untergebracht. Elf Prozent schlafen in Sälen mit mehr als 21 Betten und 1,2 Prozent in Sälen mit mehr als 40 Betten. Im Durchschnitt müssen sich 6 Kranke ein Waschbecken teilen und für 11 Patienten steht ein WC zur Verfügung. 40 Prozent der Patienten haben keine Spinde oder keine Nachttische. Die Landeskrankenhäuser sind im Durchschnitt zu einem Drittel überbelegt.

Die eingewiesenen Patienten dürfen zur Arbeit herangezogen werden. Die Entlohnung wird Arbeitsbelohnung genannt. Sie wird in fünf Gruppen gewährt. In der Gruppe 1 beträgt sie monatlich 20 DM, in der Gruppe 5 monatlich 2 DM. Bei einer monatlichen Arbeitszeit von 120 Stunden ist das ein Stundenlohn von höchstens 17 und mindestens anderthalb Pfennig. Die meisten Patienten sind in der Gruppe 2, der im Monat 10 DM, in der Stunde also 8½ Pfennig bezahlt wird.
Für die psychiatrischen Krankenhäuser gilt noch heute der sogenannte Halbierungserlaß des Reichsministers des Inneren vom 5. 11. 1942. Er besagt, daß für psychisch Kranke von den Kran-

kenkassen nur die Hälfte des Pflegesatzes anderer Kranker erstattet werden muß.
Ein heute in der Bundesrepublik geborenes Kind hat eine mehrfach größere Chance, in eine Heilanstalt zu kommen, als auf eine Universität.

69. Anstaltskapelle

Die Frauen einer geschlossenen Abteilung, unter ihnen Malchen und andere Federschleißerinnen beim Gottesdienst.
Sie singen den Lobgesang der Maria des Bartholomäus Gesius (1603) und zwar den 7. Vers.

CHOR: Wer niedrig ist und klein geacht',
an dem übst du dein göttlich Macht
und machst ihn einem Fürsten gleich,
die Reichen arm, die Armen reich.

70. Draußen

Alexander und Hanna auf einem Spaziergang unter Apfelbäumen am See.

ALEXANDER: Das erste Mal, wie ich Sie gesehen habe, da dachte ich überhaupt nicht an Patientin, da hielt ich Sie für eine Ausländerin.

HANNA: Oje.

ALEXANDER: Südsee.

HANNA: Wieso?

ALEXANDER: Sanft und still.

HANNA: Oje, oje, oje. Wie ich hier rein kam, war ich so, daß sie mich nackt in eine leere Zelle gesperrt haben. Geschrieen bis die Stimme weg war, gemuht wie eine Kuh. Die Suppe an die Wand geschmissen, die Matratze zerrissen und mit meinen Fäkalien an die Wand geschrieben LÜGE!

Schweigen

ALEXANDER: Was war Lüge?

HANNA: Alles. Die hatten mich so verrückt gemacht, daß ich glaubte, ich hätte eine Ratte zur Welt gebracht. Es hämmerte in meinem Kopf und Leute riefen Hure, Schlampe, Saustück. Nachts lagen Kerle über mir und machten mit mir Schweinereien. Das zeigten sie im Fernsehen, und ich wußte nicht mehr, wer ich war. Manchmal die Jungfrau Maria und manchmal die Frau von Elvis Presley.

ALEXANDER: Das kenne ich.

HANNA: Was?

ALEXANDER: Manchmal ist ICH sehr schwer.

HANNA: Ich wußte nicht mehr oben oder unten, Vater oder Mutter, Vater sowieso nicht, der Vater war der Onkel auf einmal und die Tante die Mutter.

Alexander nickt sehr wohlwollend und verständnisvoll.

Weil ich unehelich war, und meine Mutter lebte mit mir in der Familie ihrer älteren Schwester. Ich sagte Mama zu der Tante und Papa zu dem Onkel, und meine Mutter, das war Tante Ruti.

Schweigen

ALEXANDER: Wie kriegten Sie zu hören, wie es richtig war?

HANNA: Da war ich 18. Ich lag auf dem Sofa im Wohnzimmer und Mama und Tante Ruti versuchten mir Seifenwasser in den Uterus zu pumpen, weil ich schwanger war. Da hörte ich, die Tante Ruti war die Mama und irgendein komischer Onkel, der anderswo eine Familie hatte und manchmal zum Fikken kam, der sollte plötzlich mein Papa sein. Mit meiner Familie hatte ich nichts zu tun, mein Bruder war ein Cousin und Papa ein angeheiratener Onkel, der es gern gehabt hatte, wenn ich ihm ein bißchen an der Hose rumfummelte.

Sie jammerten, daß ich derselbe Feger wie meine Mutter wäre, die gleiche Schlampe, daß dies nun der Dank sei undsoweiter, undsoweiter. Im 4. Monat hatte ich eine Fehlgeburt und anderthalb Monate später brachten sie mich dann her.

ALEXANDER: Da hätte ich auch Lüge geschrieben.

HANNA: Je mehr ich tobte, für um so verrückter hielten sie mich natürlich, um so gefährlicher. Ich blieb immer geschlossen. Wenn ich mal in den Garten kam der geschlossenen Abteilung, wurde ich an die Bank angeschlossen.

Schweigen

ALEXANDER: Was ich mir manchmal überlege, was vielleicht richtig wäre, gelegentlich eine Reise.

Hanna lacht.

Ich lese gerne Reisebeschreibungen. –

HANNA: Was mir geholfen hat, das war ein Medikament, das ich mir selbst ausgedacht habe. – Es besteht aus Lilienöl, in Verbindung mit Milchzucker und Gold.

ALEXANDER: Das ist ein sehr schönes Medikament. Auch ein sehr passendes. Vielleicht sollte noch Zimt dazu?

HANNA: Wunderbar. Ich habe als Kind immer sehr gern Apfelreis mit Zimt gegessen. Allerdings durfte ich auch Apfelreis nie mit der linken Hand essen. Ich bin Linkshänderin.

ALEXANDER: Sie auch?

HANNA: Sie auch?

ALEXANDER: Nein.

HANNA: Weil Sie auch sagten.

ALEXANDER: Ich wollt wahrscheinlich sagen, das gefällt mir an Ihnen. Es ist etwas – –

HANNA: Was?

ALEXANDER: Ich hatte hier etwas, unter dem Bart, sehen Sie, als Kind hatte ich eine Hasenscharte. –

HANNA: Hätte ich nie bemerkt.

Sie betrachtet die Stelle genau und zart.

Nie.

ALEXANDER: Das Grüne scheint und die Sonne drauf. Ist eigentlich eine gute Therapie.

Sie lachen.

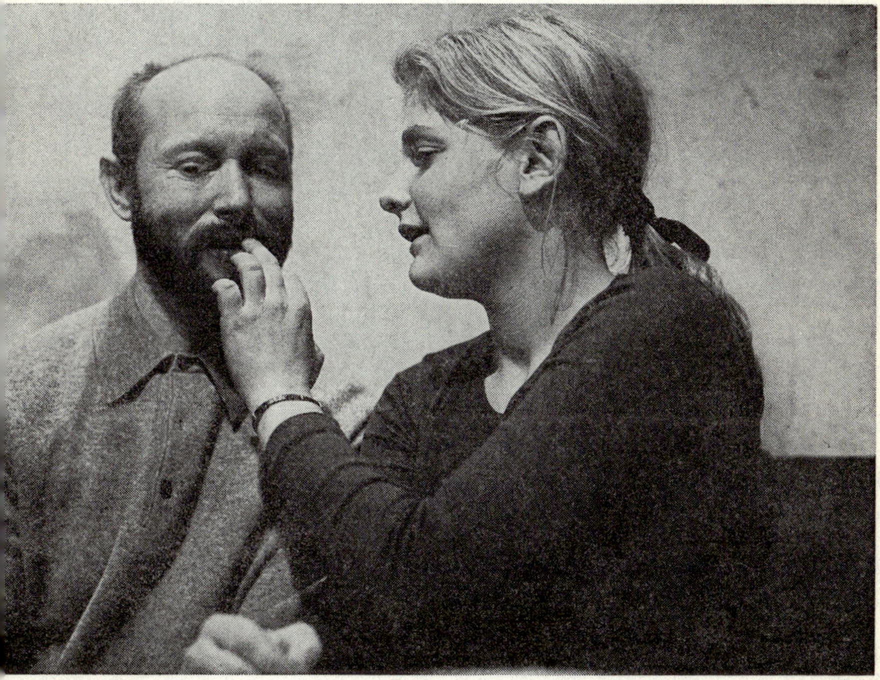

71. Besucherzimmer

STIMME DES HILFSPFLEGERS ÖCHSEL:
Doktor Kofler hat mich gebeten, ausnahmsweise da zu sein, wenn Karl Fuchs von seinem Sohn besucht wird. Er hat ihn 31 Jahre nicht gesehen. Karl hatte gewünscht, daß auch Alexander seinen Sohn sehen solle. Dann auch Albert.

In dem spiegelglatt gebohnerten Raum sitzen Karl, Alexander und Albert in Kunststoffsesselchen der Eingangstür gegenüber und warten. Sie haben ihre Zivilanzüge an und sehen feingemacht aus. Alle drei rauchen Zigarren und genießen die Situation. Alexander hat sogar die Beine übereinander geschlagen. Karl zeigt ihm ein Foto seines fünfjährigen Sohnes, das auch Albert gereicht wird. Als die Besuchertür aufgeht, stehen die drei auf, aber es kommt nur Öchsel herein.

ÖCHSEL: Ich bringe Ihnen jetzt ihren Sohn, Herr Fuchs –

KARL: Jawohl –

ÖCHSEL: – und, wenn Sie wollen, können Sie mit ihm ausgehen oder wegfahren.

KARL: Wenn er das will.

Öchsel geht den Besuch holen und die drei setzen sich wieder. Als die Tür erneut aufgeht, stehen die drei abermals auf. Öchsel läßt den 36jährigen Sohn ein, eine imposante Erscheinung, der von seiner zweiten Frau begleitet wird. Die Frau hat einen Blumenstrauß. Der Sohn steht ergriffen. Karl schaut an ihm vorbei, ob nicht noch wer durch die Tür kommt. Schweigen.

KARL, *zu dem Sohn*: Wer sind jetzt Sie?

Der Sohn rührt sich nicht von der Stelle und schweigt.

ÖCHSEL: Sie haben sich auf Ihren Sohn doch so gefreut, Herr Fuchs.

KARL: Der Herr ist nicht mein Sohn. Mein Sohn, der ist ganz klein, er ist kein Mann.

DER SOHN: Das ist jetzt dreißig Jahre her, daß ich dich nicht gesehen hab. Und das ist deine zweite Schwiegertochter.

SCHWIEGERTOCHTER: Cilly.

Sie überreicht ihren Blumenstrauß.

KARL: Mein Sohn, der ist ganz klein, mein Sohn, der ist kein Mann, meine Dame.

Schweigen.

ALEXANDER:– Vielleicht wäre es möglich, daß Sie ein anderer Verwandter sind? – Vielleicht wäre das Karl angenehmer. – Was meinst du, Karl?

Schweigen.

KARL: Der Herr erinnert mich an wen. – Er erinnert mich an einen gewissen Cousin der Kinderzeit, der jedoch nicht Jakob hieß. Mein kleiner Sohn heißt Jakob, meine Dame.

72. Speisesaal

Ein Tanzabend auf der Abteilung. Der Raum ist von den Patienten hergerichtet. Lampions, Girlanden. Eine Patientenkapelle mit Schlagzeug, Klavier, Mundharmonika, Gitarre, Geige. Stimmung. Es gibt Limonade und bunte Platten. Unter den Tanzenden Alexander, der unerwartet wild mit Hanna tanzt. Malchen tanzt mit einer anderen älteren Patientin, sie sind beide sehr kindlich angezogen.

ALEXANDER *off*:

Was möchte Alexander?
Ein Bein im Tangoschritt
zwischen zwei schönen Beinen
(der Tango Jesu genannt)
Was möchte Alexander noch?
Keinen Blumenkohl.
Aber die singende Säge sein
der strahlenden Fundamente
Futschikato
die japanische Seerose
ahoi schönes Mädel!

Der Direktor kommt mit zwei Damen herein, hält sich im Hintergrund, wird von den Patienten auch nicht beachtet.

DIREKTOR, *zu den Damen*: Unsere monatlichen Feste werden jeweils von den Patienten einer Abteilung frei und meist phantasievoll ausgerichtet. Die Kosten deckt ein Ihnen vertrauter Fonds.

Die therapeutische Wirkung des Tanzes ist allen Kulturen bekannt. Er löst die Bewegungsabläufe selbst kinetisch stark gestörter Patienten. Er lockert physische wie psychische Hemmungen, führt Aggressionen ab und harmonisiert die widerstreitenden Empfindungen als ein ideales Psychopharmakon.

Er lächelt über den Scherz und zieht sich mit den Damen wieder zurück. Als Einlage zwischen den Tänzen der Auftritt eines Kunstpfeifers und des stark behaarten Albert, der als Marlene Dietrich eines ihrer Lieder singt.

73. Reithalle

Eine Reithalle in der Nacht. Es sind behelfsmäßig vier Pferde dort untergebracht, schwaches Mondlicht durch die Oberlichter, Notbeleuchtung an den Ausgängen.
An der Stirnseite, in der Nähe der angepflockten und durch Stangen getrennten Pferde, bis zur Decke hinauf gestapelte Strohballen.
In einer Mulde zwischen Strohballen liegen Alexander und Hanna still und nackt nebeneinander auf ihren Bettlaken. Eng aneinander geschmiegt fühlen und betrachten sie sich mit zärtlicher Neugier. Man hört die Geräusche der Pferde, ein Schütteln der Ketten, ein Schnauben, manchmal sieht eines der Pferde zu ihnen hin und manchmal schauen sie zu den Pferden. Eine lange und glückliche Idylle.
Dann hört man die Eingangstür aufgehen und sieht den Kegel einer Stablampe. Ein älterer Nachtwächter ist, auf die Pferdegeräusche hin, hereingekommen, nach dem Rechten zu sehen. Er leuchtet erst über die Pferde, dann über die Strohballen, und erfaßt mit dem Lichtkegel schließlich die beiden, die einige Sekunden ohne sich zu rühren, im hellen Licht liegen.
Dann sagt der Nachtwächter: Was machen Sie denn hier? Da springt Alexander auf, entreißt ihm die Stablampe, schlägt ihn mit der Lampe nieder und schlägt weiter auf ihn ein. Von Hanna übrigens unterstützt, die nach dem um Hilfe schreienden Wächter tritt, die Sachen zusammenrafft und mit Alexander davonläuft, die Laken um sich geschlagen.

74. Waschraum

Alexander, angezogen, bereit zur Arbeitstherapie in die Gärtnerei auszurücken, trinkt Wasser. Der Pfleger Huber kommt herein.

HUBER: Du brauchst dich nicht zu eilen. Du wirst verlegt nach C.

ALEXANDER: Ich gehe nicht nach C.

HUBER: Wenn du nicht gehst, dann wirst du halt gefahren.

Ein zweiter Pfleger schiebt einen fahrbaren Krankenstuhl herein, der Manschetten hat, die Patienten an Armen und Beinen zu fixieren. Alexander wirft einen eisernen Eimer nach ihm und läuft auf den Gang in Richtung Ausgang.

Ein PFLEGER *schließt die Ausgangstür und sagt:* Mach keinen Unsinn, komm.

Alexander wird nach heftigem Kampf von den drei Pflegern überwältigt und weggebracht.

75. *Zimmer des Direktors*

Kofler beim Direktor.

DIREKTOR: Ich teile Ihre Bedenken, achte sie auch, aber der Mann heute nacht mußte genäht werden. Also Behördenfall, also Ermittlungen. Bei der Verlegung hat er die Pfleger angegriffen, ich rede nicht von den nächtlichen Eskapaden und Meldungen, die ich seit Wochen kriege.

KOFLER: Gut, aber die Wiederkehr seiner Aggressivität ist eine Station, über die allein die Wiederherstellung seiner Persönlichkeit, seine Rehabilitation, zu verwirklichen ist, und zwar von ihm allein.

DIREKTOR: Ich kenne Ihre Ansichten, Herr Kofler, ich finde auch psychologisch vieles richtig, aber juristisch verantworte ich, wenn jetzt durch ihn was passiert. Ob anderen, ob ihm. Sie sprechen von Wiederherstellung der Persönlichkeit, ich halte seine massiven Aggressionen einfach für einen neuen Schub mit unabsehbaren Gefährdungen, und ich kann ihn nicht auf Ihrer praktisch ja doch offenen Station lassen.

KOFLER: Wären Sie vielleicht bereit, das mit mir und dem Patienten vor der Therapiegruppe zu diskutieren?

DIREKTOR: Nein, Herr Kollege, dazu bin ich nicht bereit, denn weder die Gruppe noch der Patient kann mich aus meiner rechtlichen Verpflichtung entlassen.

KOFLER: Dann bitte ich um eine richterliche Überprüfung der Notwendigkeit weiterer Internierung.

DIREKTOR: Das können Sie erbitten, aber ich werde mich nicht lächerlich machen.

76. Innenhof der geschlossenen Abteilung

Wenige Patienten apathisch auf Steinbänken.
Kofler kommt, um Alexander zu besuchen, er wird von der Ärztin empfangen, die wir in der 54. Szene gesehen haben.

ÄRZTIN: Ihrem Patienten, Herr Kollege, geht es leider noch immer sehr schlecht. Er ist trotz hoher Haloperidol-Gaben in einem Zustande großer motorischer Unruhe geblieben, und scheint auch zu halluzinieren. Obwohl ich ihn doch von früher kenne, hat er sich bisher geweigert, mit mir oder irgendwem überhaupt zu sprechen. Die Gedichte finde ich enorm. Was hat er zuletzt bekommen?

KOFLER: Er hat keine Mittel mehr bekommen. Sie haben ihm nach seiner Beobachtung nicht genützt.

ÄRZTIN: Nach wessen Beobachtung?

KOFLER: Nach seiner.

Die Ärztin sieht ihn verlegen an.

Er beobachtet sich doch selbst am besten natürlich.

ÄRZTIN: Hm.

KOFLER: Ich würde ihn gern sehen.

ÄRZTIN: Natürlich. Soll ein Pfleger da sein?

KOFLER: Nein.

ÄRZTIN: Er hat einem Patienten das Gebetbuch entrissen und ihn damit geschlagen. Er ist im Augenblick wirklich sehr aggressiv.

KOFLER: Wenn Sie von einem Nachtwächter beim Koitus überrascht und anschließend auf C gebracht würden, wären Sie das vielleicht auch.

Die Kollegin lacht leicht übertrieben. Kofler folgt ihr in den Stationsbau.

77. Krankensaal

Alexander sitzt mit angezogenen Knien unbewegt auf seinem Bett. Er ist angekleidet, Hose und Pullover. Seine Habseligkeiten unter den Knien.

Er scheint den eintretenden Kofler nicht zu bemerken. Kofler tritt an sein Bett, wartet eine Weile, dann

KOFLER: Herr März?

ALEXANDER, *sieht ihn nach einer Pause ernst an und sagt:*

Ich möchte nicht mit Ihnen sprechen.

Auf eine Bewegung Koflers zieht er sich seinen Pullover über den Kopf und verharrt in dieser Haltung.

78. Krankensaal

Alexander hockt mit angezogenen Knien auf dem Bett und ißt unbewegten Gesichts einen Zwieback.

ALEXANDERS STIMME:

Der Tod ist ganz groß.
Der Tod ist groß.
Der Tod ist Grütze.
Der Tod ist auch.
Der Tod ist auch dumm.
Ich kann in den Tod gehen.
Der Tod in der Schule als Mädel.

79. Krankensaal

Alexander hockt mit angezogenen Knien auf dem Bett und raucht unbewegten Gesichts eine Zigarette.

ALEXANDERS STIMME:

Hell lesen wir am Nebelhimmel
wie dick die Wintertage sind.
– – – – – – – – – – – – – –
Langsames Leben ist lang.

80. Arztzimmer

BERICHT KOFLERS:

Alexander weigert sich weiterhin, mit mir zu sprechen. Da er mir vertraut hatte, war er von mir enttäuscht. Er schickte mir aber Botschaften, die entweder für mich bestimmt waren, oder die ich weiterleiten sollte. Für Hanna war eine Zeichnung, die ein Bett in einem Gebüsch zeigte. Im Bett Alexander mit erigiertem Penis, neben dem Bett eine nackte Frau. Dazu der Text:

Ehefrau und Ehemann als Liebespaar in Amerika.
In grünen Wiesen zu zweit.

Die Zeichnung wird gezeigt.

Zwei Botschaften an mich:

»Sie haben die Zischlaute aus dem Alphabet geklopft, jetzt bauen die Barrikaden.«

»Ich schäle mich in ein dauerndes Nichts.«

Auf meine Frage, ob er Besuch wünsche, ob ihn seine Mutter besuchen dürfe, schrieb er: »Meine Mutter ist tot und ich habe keine Verwandten. Alexander ist ein schmerzhaftes Phantomgefühl.«

81. Krankensaal

Alexander auf seinem Bett. Er ordnet Kronenkorken in Reihen und Mustern. Die Kronenkorken entnimmt er einem schwarzen Strumpf.
Schrifttitel: Ein Brief Alexanders.

ALEXANDERS STIMME:

Sehr geehrter Herr Oberarzt,

teile Ihnen mit, daß ich nunmehr inkognito zu reisen beabsichtige. Ich möchte gerne in die größeren Städte aller Länder fahren, da ich von der Welt bisher zu wenig gesehen. Benötige von Ihnen Entlassungsschein und Gesundheitsattest mit Durchleuchtungsbefund. Medizinisch bitte ich für die Beseitigung meiner Hasenscharte zu sorgen. Ich wünsche die Lippen voll und gut durchblutet, die Kopfhaut braucht eine dreifache Kopfhaarvermehrung. Die Augen wünsche ich strahlender, feuriger Blick und große Pupillen. Die Augenwimpern am Unterlid des linken und rechten Auges seidig, ohne Augenschatten und Flecken. Das Körpergewicht mindestens 70–75 Kilo. Die Körpergröße sollte schon 1,76 sein. Derzeit 1,70. Gewicht nur 55,30 Kilo. Die Stimme wünsche ich baritonal.

Hochachtungsvoll Alexander

82. Straße / Landschaft

Kofler fährt nachts aus der Klinik nach Hause. Es ist ein unwirtlicher, kalter Herbsttag.
An einem Obstgehölz sieht er im Scheinwerferlicht ein Stopschild mitten im Weg, in dessen Mitte jemand mit Fettstift geschrieben hat: »Ecce homo«.
Kofler springt aus dem Wagen, ohne die Türen zu schließen, ohne den Motor abzustellen, rennt er zu dem bekannten Apfelbaum.
Er ruft: Herr März! Herr März!
Da er nichts sieht, fährt er mit seinem Auto in die Wiese, kurvt zwischen den Bäumen, sieht im Nebenlicht der Scheinwerfer tatsächlich wieder den nackten Alexander gekreuzigt im Baum stehen, lächelnd, eine Zigarette im Mund.
Er ruft erleichtert: Kommen Sie runter, Herr März!
Nach einer Pause zündet sich der Gekreuzigte wie damals die Zigarette an.
Eine wilde Feuersbrunst fährt über den Mann und den ganzen benzinübergossenen Baum.

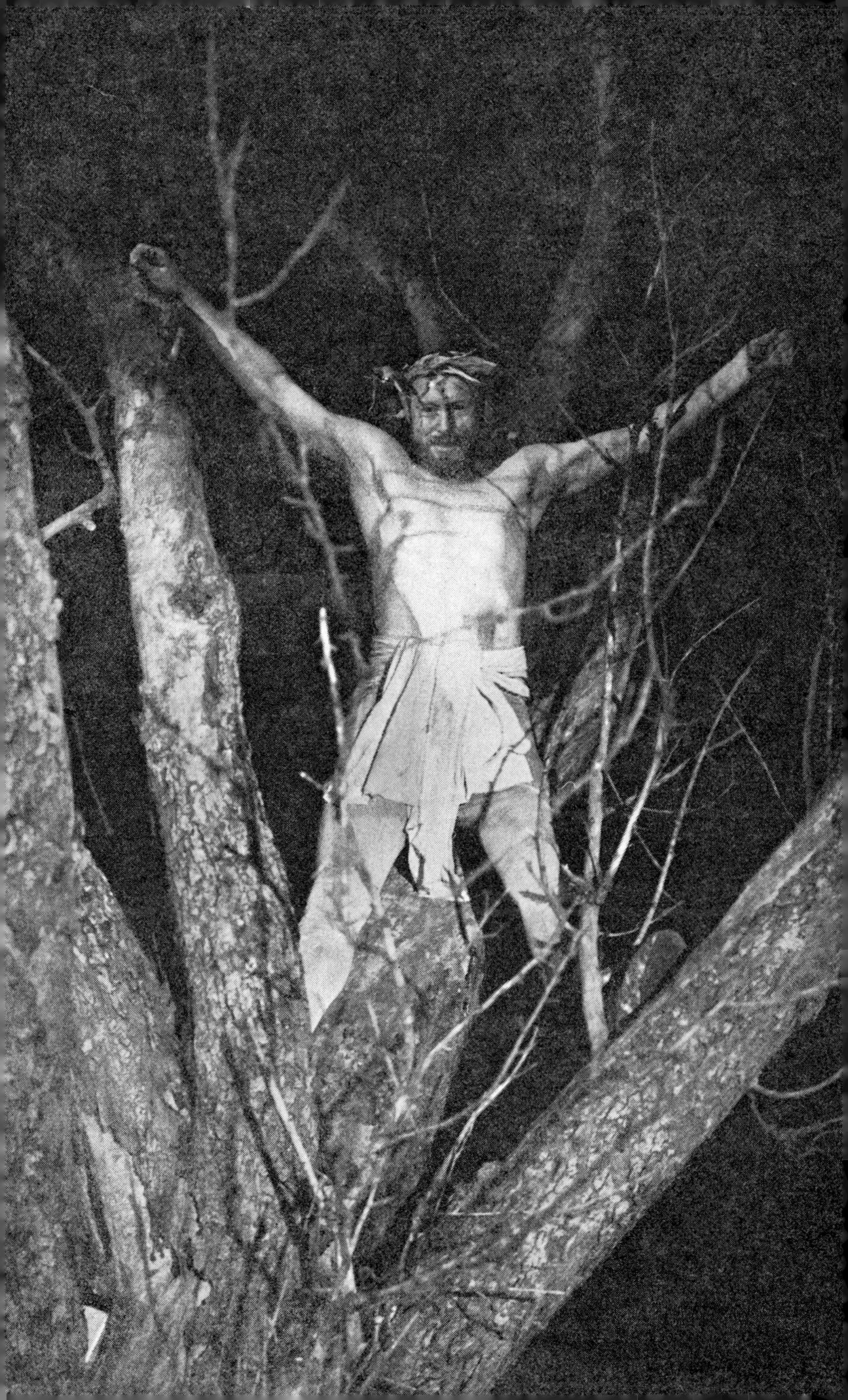

Heinar Kipphardt, 1922 in Heidersdorf/Schlesien geboren, Soldat wider Willen in Rußland, Dr. med. Fachrichtung Psychiatrie. Arbeitete als Arzt in mehreren Kliniken, zuletzt an der Universitätsnervenklinik der Charité in Berlin. War danach Chefdramaturg am Deutschen Theater in Berlin. Übersiedelte 1959 nach Düsseldorf, 1960 nach München, 1972 nach Angelsbruck. 1969–1971 Chefdramaturg der Münchner Kammerspiele. Lebt seit 1960 als freier Schriftsteller.

Stücke:

Shakespeare dringend gesucht, Satire, Uraufführung 1953, Deutsches Theater Berlin.

Der Aufstieg des Alois Piontek, satirische Farce, Uraufführung 1956, Deutsches Theater Berlin.

Die Stühle des Herrn Szmil, Satire, Uraufführung 1960, Städtische Bühnen Wuppertal.

Der Hund des Generals, Schauspiel, Uraufführung 1962, Münchner Kammerspiele.

In der Sache J. Robert Oppenheimer, Schauspiel, Uraufführung 1964, Münchner Kammerspiele und Freie Volksbühne Berlin.

Joel Brand, Die Geschichte eines Geschäfts, Schauspiel, Uraufführung 1965 Münchner Kammerspiele.

Die Nacht in der der Chef geschlachtet wurde, Komödie, Uraufführung 1967, Württembergisches Staatstheater Stuttgart.

Die Soldaten, nach J. M. R. Lenz, Uraufführung 1968, Düsseldorfer Schauspielhaus.

Fernsehfilme:

Bartleby, nach Melville, 1963 ZDF.
In der Sache J. Robert Oppenheimer, 1964 ARD.
Der Hund des Generals, 1964 ARD.
Die Geschichte von Joel Brand, 1964 ARD.
Leben des schizophrenen Dichters Alexander März, 1975 ZDF.

Publikationen:

Shakespeare dringend gesucht, Ostberlin (Henschel) 1953.
Der Aufstieg des Alois Piontek, Ostberlin (Henschel) 1956.
Die Stühle des Herrn Szmil, München (Langen-Müller) 1960.
Der Hund des Generals, Frankfurt am Main (Suhrkamp) 1963.
Die Ganovenfresse, Erzählungen, München (Rütten & Loening) 1964.
In der Sache J. Robert Oppenheimer, Frankfurt am Main (Suhrkamp) 1964.
Joel Brand, Die Geschichte eines Geschäfts, Frankfurt am Main (Suhrkamp) 1965.
Die Soldaten, Nach J. M. R. Lenz, Frankfurt am Main (Suhrkamp) 1968.
Stücke I/II, Frankfurt am Main (Suhrkamp) 1973/74.
März, Roman, München (Bertelsmann Autoren Edition) 1976.

Das vorliegende Drehbuch *Leben des schizophrenen Dichters Alexander M.* entstand in den Jahren 1973–1975.

WAGENBACHS TASCHENBÜCHEREI

Franz Kafka. In der Strafkolonie Eine Geschichte aus dem Jahre 1914. Mit Materialien aus der Arbeiter-Unfall-Versicherungsanstalt, Chronik und Anmerkungen von Klaus Wagenbach. *WaT 1. 96 Seiten. DM 4,–*
Faust. Ein deutscher Mann Die Geburt einer Legende und ihr Fortleben in den Köpfen, Lesebuch von Klaus Völker. *WaT 2. 192 Seiten. DM 6,50*
1848/49: Bürgerkrieg in Baden Chronik einer verlorenen Revolution. Zusammengestellt von Wolfgang Dreßen. *WaT 3. 160 Seiten. DM 6,–*
Länderkunde: Indonesien Die Menschen, das Land, die Kultur und was die holländischen Räuber daraus gemacht haben. Von Einar Schlereth. *WaT 4. 128 Seiten. DM 5,50*
Schlaraffenland, nimms in die Hand! Kochbuch für Kommunen und andere Menschenhaufen sowie isolierte Fresser. *WaT 5. 192 Seiten. DM 7,50*
Peter Brückner, »... bewahre uns Gott in Deutschland vor irgendeiner Revolution!« Die Ermordung des Staatsrats v. Kotzebue durch den Studenten Sand im Jahr 1819. Über Hochschulreformen. *WaT 6. 128 Seiten. DM 5,50*
Auf dem Langen Marsch Die Wende in der chinesischen Revolution, von Teilnehmern erzählt. Hrsg. Dietmar Albrecht und Dirk Betke. *WaT 7. 160 Seiten. DM 7,–*
Die Geschichte des Docktor Frankenstein und seines Mord-Monsters oder Die Allgewalt der Liebe. Zusammengeschnitten und herausgegeben von Susanne Foerster. *WaT 8. 128 Seiten. DM 5,–*
Babeuf. Der Krieg zwischen Reich und Arm Artikel, Reden, Briefe. Kommentiert von Peter Fischer. *WaT 9. 128 Seiten. DM 6,–*
William Beckford: Die Geschichte des Kalifen Vathek Ein Schauerroman aus dem britischen Empire. Kommentare von Gisela Dischner. *WaT 10. 192 Seiten. DM 7,50*
1886, Haymarket Die deutschen Anarchisten von Chicago, Lebensläufe, Reden. Herausgegeben von Horst Karasek. *WaT 11. 192 Seiten. DM 7,50*
Jonas Geist Versuch das **Holstentor zu Lübeck im Geiste etwas anzuheben.** *WaT 12. 144 Seiten. DM 6,50*
Die Schlacht unter dem Regenbogen Frankenhausen 1525, ein Lehrstück aus dem Bauernkrieg. Von Ludwig Fischer. *WaT 13. 192 Seiten. DM 7,50*
Zapata Barbara Beck und Horst Kurnitzky: Bilder aus der mexikanischen Revolution. *WaT 14. 160 Seiten. DM 6,50*
Weißer Lotus, Rote Bärte Geheimgesellschaften in China. Zur Vorgeschichte der Revolution. Ein Dossier von Jean Chesneaux. *WaT 15. 192 Seiten. DM 8,–*
Grand Guignol Das blutige Theater Frankreichs. Zusammengestellt von Caroline Neubaur und Karin Kersten. *WaT 17. 128 Seiten. DM 6,50*
131 expressionistische Gedichte Herausgegeben von Peter Rühmkorf. *WaT 18. 160 Seiten. DM 7,50*
Peter O. Chotjewitz/Aldo De Jaco, Die Briganten Aus dem Leben süditalienischer Rebellen. *WaT 19. 192 Seiten. DM 7,50*
Die Scheidung von San Domingo Wie die Negersklaven von Haiti Robespierre beim Wort nahmen. Dokumentation von Hans Christoph Buch. *WaT 20. 192 Seiten. DM 8,–*
Der Automaten-Mensch. **E.T.A. Hoffmanns Erzählung vom »Sandmann«**, auseinandergeschnitten und zusammengesetzt von Lienhard Wawrzyn. *WaT 24. 160 Seiten. DM 7,50*
Frauenhäuser **Gewalt in der Ehe,** und was Frauen dagegen tun. Herausgegeben von Sarah Haffner. *WaT 25. 224 Seiten. DM 10,–*
Corado Stajano: Der Staatsfeind. Leben und Tod des Anarchisten Serantini. Aus dem Italienischen von P. O. Chotjewitz. *WaT 26. 160 Seiten. DM 7,50*
80 Barockgedichte Herausgegeben von Herbert Heckmann. *WaT 27. 128 Seiten. DM 6,50*
Peter Brückner: Ulrike Marie Meinhof und die deutschen Verhältnisse. *WaT 29. 192 Seiten. DM 8,50*

Neue Quarthefte

Heinar Kipphardt, Leben des schizophrenen Dichters Alexander M. Ein Film. Mit Bildern. DM 9.80
Tintenfisch 9. Jahrbuch für Literatur 1976. Hrsg. von Michael Krüger. DM 7.80
Tintenfisch 10. Thema: Regionalismus. Herausgegeben von Lars Gustafsson. DM 9.80
Elke Erb, Einer schreit: Nicht! Geschichten und Gedichte. DM 7.80
Wolf Biermann, Die Drahtharfe. Gedichte, Balladen, Lieder. DM 8.80
Erich Fried, Die Beine der größeren Lügen / Unter Nebenfeinden / Gegengift. 3 Gedichtsammlungen in einem Band. 14.80 DM
Johannes Bobrowski, Mäusefest. Elf Erzählungen. DM 8.80

Lieferbare Titel der Quarthefte:

KURT WOLFF Autoren, Bücher, Abenteuer
CHRISTOPH MECKEL Tullipan. Erzählung
INGEBORG BACHMANN Ein Ort für Zufälle. Prosa
STEPHAN HERMLIN Gedichte und Prosa. Eine Auswahl
JAKOV LIND Eine bessere Welt. In fünfzehn Kapiteln. Roman
ERICH FRIED und Vietnam und. Gedichte
STEPHAN HERMLIN Die Zeit der Gemeinsamkeit. Zwei Erzählungen
GIORGIO MANGANELLI Niederauffahrt. Prosa
ERICH FRIED Anfechtungen. Gedichte
BORIS VIAN Die Ameisen. Sieben Erzählungen
WALTER HÖLLERER / RENATE VON MANGOLDT Außerhalb der Saison
GÜNTER BRUNO FUCHS Zwischen Kopf und Kragen. Geschichte und Bilder
JAKOV LIND Angst und Hunger. Zwei Hörspiele
TINTENFISCH 1 Jahrbuch für Literatur 1968
JOHANNES BOBROWSKI Der Mahner. Erzählungen und Prosa
VOLKER VON TÖRNE Wolfspelz. Gedichte, Lieder, Montagen
WOLF BIERMANN Mit Marx- und Engelszungen. Gedichte, Balladen, Lieder
JOHANNES SCHENK Zwiebeln und Präsidenten. Gedichte
TINTENFISCH 2 Jahrbuch für Literatur 1969
TINTENFISCH 3 Jahrbuch für Literatur 1970
GIORGIO MANGANELLI Omegabet. Prosa
STEPHAN HERMLIN Scardanelli. Hörspiel
AIME CESAIRE Ein Sturm. Stück für ein schwarzes Theater
WOLF BIERMANN Der Dra-Dra. Die große Drachentöterschau
DIETER FORTE Martin Luther & Thomas Münzer. Schauspiel
TINTENFISCH 4 Jahrbuch für Literatur 1971
KURT BARTSCH Die Lachmaschine. Gedichte, Songs, ein Prosafragment
HARTMUT LANGE Die Ermordung des Aias. Stück in drei Akten
FLOH DE COLOGNE Profitgeier und andere Vögel. Agitationstexte, Lieder
PETER RÜHMKORF Lombard gibt den Letzten. Stück
TINTENFISCH 5 Jahrbuch für Literatur 1972
KLAUS STILLER Tagebuch eines Weihbischofs. Prosa
WOLFGANG DEICHSEL Frankenstein. Aus dem Leben der Angestellten
ERICH FRIED Die Freiheit den Mund aufzumachen. Gedichte
WOLF BIERMANN Für meine Genossen. Hetzlieder, Balladen, Gedichte
WOLF BIERMANN Deutschland. Ein Wintermärchen
GUSTAV ERNST Am Kehlkopf. Erzählungen
TINTENFISCH 6 Jahrbuch für Literatur 1973
JOHANNES SCHENK Die Genossin Utopie. Gedichte
TINTENFISCH 7 Jahrbuch für Literatur 1974
PETER RÜHMKORF Die Handwerker kommen. Familiendrama
RAINER KIRSCH Kopien nach Originalen. Portraits aus der DDR
WERNER KOFLER Guggile. Vom Bravsein und vom Schweinigeln. Prosa
TINTENFISCH 8 Jahrbuch für Literatur 1975
ERICH FRIED Fast alles Mögliche. Prosa
HANS CHRISTOPH BUCH Aus der Neuen Welt. Geschichten
ADOLF ENDLER Nackt mit Brille. Gedichte